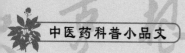

中医药科普小品文

U0122311

诗词 药草香

主编 孙景环 黄 静 曾 宏

主审 周天寒 李延萍

重庆大学出版社
国家一级出版社
全国百佳图书出版单位

内容提要

本书是一部以含有中药名称或专为本中药所作的古代诗词为引子,通过阅读性、趣味性极强的小品文形式,用科学普及的思维详细介绍中药相关知识的作品。本书共选取了146种中药,每种中药的介绍包括中药诗词引子、中药识别、中药典故、中药功效、中药禁忌配伍等。本书将中国古诗词与中国传统中药相结合,文学性强,知识性丰富,趣味性浓厚,既可以学诗词,也可以认识中药,还普及了中医药文化。

图书在版编目(CIP)数据

诗词药草香 / 孙景环,黄静,曾宏主编. -- 重庆:
重庆大学出版社,2022.6
ISBN 978-7-5689-3353-7

Ⅰ. ①诗… Ⅱ. ①孙… ②黄… ③曾… Ⅲ. ①中国医
药学—文化—普及读物 Ⅳ. ①R2-05

中国版本图书馆 CIP 数据核字(2022)第 114518 号

诗词药草香
SHICI YAOCAO XIANG

主　编　孙景环　黄　静　曾　宏
主　审　周天寒　李延萍
策划编辑:袁文华
责任编辑:张红梅　　版式设计:袁文华
责任校对:关德强　　责任印制:赵　晟

*

重庆大学出版社出版发行
出版人:饶帮华
社址:重庆市沙坪坝区大学城西路 21 号
邮编:401331
电话:(023)88617190　88617185(中小学)
传真:(023)88617186　88617166
网址:http://www.cqup.com.cn
邮箱:fxk@ cqup.com.cn(营销中心)
全国新华书店经销
重庆俊蒲印务有限公司印刷

*

开本:890mm×1240mm　1/16　印张:9.875　字数:257 千
2022 年 6 月第 1 版　　2022 年 6 月第 1 次印刷
印数:1—5 000
ISBN 978-7-5689-3353-7　　定价:48.00 元

编委会

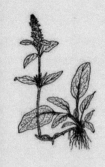

前 言

preface

　　诗中含药,引药入诗,互添诗意雅趣。从《诗经》《楚辞》的"香草诗",到唐诗宋词的"药名体",再到元明清戏曲的"草本戏",中药的诗意无处不在。中药本身具备了诗言志、诗言情的功能,每一味中药都有四气五味,以"寒热温凉"治人间冷暖,用"甘苦酸辛咸"疗人生"酸甜苦辣"。正如陆游所说"不用更求芎芷药,吾诗读罢自醒然"。

　　自古医儒不分家,文人知医,医者为儒,咏药为诗。宋之问采药闲,"源水看花入,幽林采药行";王绩运药苦,"步步攀藤上,朝朝负药来";钱起锄药勤,"对之不觉忘疏懒,废卷荷锄嫌日短";韦应物修药精,"养条刊朽枿,护药锄秽芜";孟浩然卖药乐,"居闲好艺术,采药来城市"。从这些诗句中可以看出,在唐代种药采药已是诗人们的生活雅趣,也给中药留下了诗意的韵味。医者也有诗人气质,明代李时珍的《本草纲目》载药近两千种,药图1 160幅,花卉园蔬、山石草木、翎毛渊鱼等水墨相宜,可谓药中有画、画中有诗。紫菀、白芍、黄芩、黑丑、青黛带来水墨的美景,向阳、望月、南星、防风、云芩、莲雾、雪见、雨韭自有风花雪月的闲雅。正是"有情芍药含春泪,无力蔷薇卧晓枝"。

　　这些中药的诗情画意,在我读的书中,也在我的处方中,更是在我的生活里。历经两年,收集相关诗词,集师友徒朋之乐,共书小品之文。以诗引药,品文辅之,长短错落,雅俗共集。借古人诗文,普及中药之作用。那些嵌在诗词中的中药,可怡情、可悦目、可赏心、可疗疾。品读诗词之美,享药文之乐,知养生之法,此为人生之赏心乐事。古诗与今文交融,此书之特色;人文与药用相合,科普之雅趣。

古诗为引,缀文在后。珠玉在前,瓦石难当。吾之写法,文人或不为。望乐诗词之雅者,知中药之智者,斧正海涵。

总体来说,本书以中药诗词为引,遵循可读性、趣味性、文学性、科学性的原则而组织编写,科普中医药知识。内容多引经据典,零珠碎玉皆有阐释,从中药的植物形状描述到性味归经,再到功效,知识全面。本书的适读人群广泛,可作为中医药爱好者的学习之书。

孙景环

2022 年 4 月于重庆

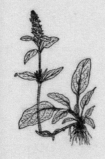

目 录
contents

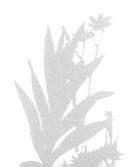

SHICI YAOCAO XIANG

001 山慈菇

《履道池上作》

唐·白居易

家池动作经旬别，松竹琴鱼好在无。

树暗小巢藏巧妇，渠荒新叶长慈姑。

不因车马时时到，岂觉林园日日芜。

犹喜春深公事少，每来花下得踟蹰。

慈菇一般指慈姑，好生在渠、水、沼中，淤泥将它包裹得严严实实，若不好好清洗，削皮时会将泥浆蹭到果肉上。慈茹外皮黑棕色，把黑棕色的外皮顺圈削开，白净的果肉就露出来了。与第一印象截然不同——慈姑味道清甜，口感爽脆，入菜更是别具风味。

说起菇类大家都不会陌生，如今菇类有很多种，比如香菇、平菇、杏鲍菇、金针菇等，然而中药里面有一味菇类药材，它与我们平时所见的菇类不同。《本草从新》记载："山慈姑，根类慈姑，小蒜，去毛壳（有毛壳包裹者真，故今人俱称为毛姑）。"它又被称为金灯花、鹿蹄草、山茨菇、慈姑、毛慈姑、泥冰子等，为兰科植物杜鹃兰或独蒜兰的假鳞茎。

杜鹃兰与独蒜兰有地域和形态上的区别。杜鹃兰为陆生植物；假鳞茎聚生，如球形，叶片椭圆形，紫红色花葶；花期6—8月；主要分布在我国黄河流域至西南、华南等地；生于山坡及林下阴湿处。独蒜兰也为陆生植物；假鳞茎狭卵形或长颈瓶状，叶和花同时出现，花色淡紫色或粉红色；花期4—5月；主要分布在我国华东、中南及陕西、甘肃等地，生于海拔千米的林下或沟谷旁有泥土的石壁上。因为都是以两者的假鳞茎部入药，所以它们的采收时间均在夏秋季，味甘、微辛，性寒，有小毒，归肝、胃、肺经，具有清热解毒、消肿散结的功效，主治痈疽恶疮、瘰疬结核、咽痛喉痹、蛇虫咬伤。《洞天奥旨》卷八中曾提到慈菇汤统治诸疔，效果显著，用山慈菇二钱、苍耳子三钱、当归一两、白芷二钱、王不留行三钱、天花粉三钱、水二碗，煎至一碗，加酒一杯再煎，共一杯服之，必出汗而愈，从而达到解毒散结、消肿止痛的功效。

《景岳全书》卷五十一中也提到用山慈菇、白犀角等药物治疗伤寒瘟疫、痈毒、乳痈等疾病，主要用白犀角一钱、麻黄（去节）一钱、山慈菇一钱、玄明粉一钱、血竭一钱、甘草一钱、雄黄八分，研成粉末，用姜汁制成丸，如枣核大小，外以红枣去核，将药填入枣内，用薄纸裹15层，入砂锅内炒，令烟尽为度，取出，去枣肉，每药一钱，入冰片一分，麝香半分，研极细，瓷罐收贮。用时以角簪蘸麻油沾药点眼大角，轻者只点眼角，重者仍用些许吹鼻，男先左，女先右，吹点皆同。病甚者，先吹鼻，后点眼。点后蜷足坐起，用被齐项暖盖半炷香时，自当汗出邪解。如汗不得出，或汗不下达至腰者不治。用此药时需忌生冷、面食、鱼腥、七情（喜、怒、忧、思、悲、恐、惊），从而达到发散外感瘟疫痈的功效。

菇的功效虽然很多，但不是所有人都适合食用。对体质虚弱者、孕妇来说，最好避免食用，因为山慈菇含有小毒，过量食用会出现中毒反应；如果长时间大量服用，会出现肠胃道的不良反应、多发性神经炎、白细胞减少等副作用。

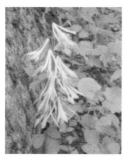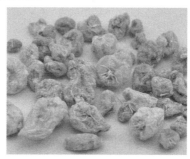

（孙景环）

《渔家傲·五月榴花妖艳烘》

宋·欧阳修

五月榴花妖艳烘。绿杨带雨垂垂重。

五色新丝缠角粽。金盘送。生绡画扇盘双凤。

正是浴兰时节动。菖蒲酒美清尊共。

叶里黄骊时一弄。犹薝怅。等闲惊破纱窗梦。

　　五月的石榴,花是可爱的,我不忍看到里面的花蕊,那杏黄色的蕊上还挂着花粉,似乎是这黄色的蕊打破了红花的傲慢。石榴花为何物? 它为什么是可爱的呢?

　　石榴花,石榴科植物石榴的花蕾,味酸、涩,性平,临床常取之治鼻衄、中耳炎、创伤出血。内服:煎汤,一至二钱;或入散剂。外用:研末撒或调敷。关于疾病治疗的相关记载:

　　1.《分类草药性》:治吐血,月经不调,红崩白带。汤火伤,研末,香油调涂。

　　2.《福建民间草药》:治齿痛,水煎代茶常服。

　　3.《野生药植图说》:治中耳发炎,防止流脓。

　　石榴的相关配伍应用:

　　1.治鼻衄不止:酸石榴花一分,黄蜀葵花一钱。上二味,捣罗为散,每服一钱匕,水一盏,煎至六分,不拘时候温服。(《圣济总录》二花散)

　　2.治鼻血:石榴花适量,研末,每次用一分,吹入鼻孔。(《贵州草药》)

　　3.治九窍出血:石榴花,揉塞之。(《纲目》)

　　4.治金疮刀斧伤破血流:石灰一升,石榴花半斤,捣末,取少许

敷上。(《海上集验方》)

5.治肺痈:石榴花、牛膝各二钱,银花藤五钱,百部三钱,白及、冰糖各一两,煨水服。(《贵州草药》)

6.治中耳炎:石榴花,瓦上焙干,加冰片少许,研细,吹耳内。(江西《草药手册》)

石榴花不仅有质朴隽逸的风度,不畏炎阳直射的品格,还有蓬勃向上的精神,如此才会让人觉得可爱吧。

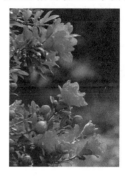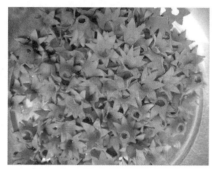

(孙景环)

《黄连》

明·吴宽

花细山桂然，阶下不堪嗅。

野人其根，根长节应九。

苦节不可贞，服食可资寿。

其功利于病，有客嫌苦口。

戒予勿种兹，味苦和难受。

岂不见甘草，百药无不有。

　　吴宽(1435—1504年)，字原博，号匏庵，世称匏庵先生，直隶长州(今江苏苏州)人。作者用这首诗讲述了黄连的形态特征及性味。

　　说起黄连，有句众所周知的歇后语："哑巴吃黄连——有苦说不出。"这便道出了它的味苦。它的由来还有一个凄美的故事，相传一名叫黄连的帮工喜欢上了雇主家的女儿，有一天，雇主家的女儿突然患病，卧床不起，日渐消瘦，当时好几位大夫都没辙。这时，黄连便把园里开有绿色小花的野草熬成水，以身试药，确定无毒后，再让雇主女儿喝下，不久后，病竟然好了，她对黄连说："这是一味好药，就是太苦了。"可是没过多久，黄连因单相思在雇主家去世，为了纪念他，便把这种清热解毒、味道苦涩的中草药称为黄连。

　　黄连，又可称为味连、川连、鸡爪连，为毛茛科黄连属多年生草本植物。它对生长环境特别挑剔，越是阳光充足的地方，越不适合它的生长，反而在荫蔽湿润的高山草丛中，越是茂盛。黄连一般在11月采收，以干燥的根茎入药。

　　俗话说得好，"良药苦口利于病"。黄连虽苦，但它却是一味不错的药材。从中医角度来说，黄连味苦，性寒，归心、脾、胃、肝、胆、大肠经，具有清热燥湿、泻火解毒的功效，主治湿热痞满、呕吐吞酸、泻痢、黄疸、高热神昏、心火亢盛、心烦不寐、心悸不宁、血热吐衄、目赤、牙痛、消渴、痈肿疔疮，外治湿疹、湿疮、耳道流脓。除了擅长清中焦湿热，黄连也有很强的泻火解毒功效，可以治疗各种热毒病症。

笔者居住在重庆，夏季天气炎热，雨量多，小时候每逢夏季就容易长湿疹，而在这时，母亲就会用黄连磨成粉混合凡士林调成膏，涂在湿疹处，使疮痂脱落，直至痊愈。隔段时间又用黄连熬水洗澡来预防湿疹，并且熬成汁的黄连还可以用来滴眼治疗眼目红肿，现在想想也是因为黄连有清热燥湿、泻火解毒的功效。

此外，《本草纲目》记载："用黄连、干姜等分研成粉，取一茶匙，温水冲服，治疗因巴豆中毒而引起的腹泻不止。"由此体现了它强大的解毒功效。

本品大苦大寒，不是所有人都适合使用，过量、久服易伤脾胃，因此脾胃虚寒的患者最好不要使用，阴虚津伤的患者需谨慎使用。

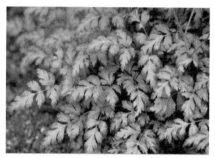
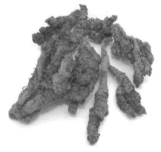

（孙景环）

春生夏长,秋收冬藏,这是自然万物生长亘古不变的规律,然而却有夏枯草自成一格,冬生夏枯。在盛夏之际,人们常苦于暑热之疾,故清热泻火成为夏季之重要疗法,夏枯草便成为夏季炙手可热的常用中药之一。

因夏枯草别具一格的特性,故植物学著作《植物名实图考》详细地记载了它:"此草得西方之气而晚出,经历雪霜不能直达其劲挺之姿,故曰句耳。余谓兹草不与众卉俱生,不与众卉俱死,有特立之概。枯于暑而能祛暑,得严重之气。乃为赋曰:苕黄篜零,乃蕃滋兮。苦雾悲泉,甘以怡兮。冻荄温萼,贯四时兮。与麦为秋,避恢台兮。百英炜煌,独沉寂兮。"

本品为多年生草本植物,匍匐根状茎,节上生须根。茎高达30厘米,基部多分枝,呈浅紫色。花萼钟形,花柱纤细。花盘接近平顶。小坚果呈黄褐色,花期4—6月,果期7—10月。

夏枯草生长在山沟水湿地或河岸两旁湿草丛、荒地等处,广泛分布于我国各地。夏枯草适应性强,整个生长过程中很少有病虫害。《本草纲目》记载:"此草夏至后即枯,盖禀纯阳之气,得阴气则枯",故有其名。

夏枯草味苦、辛,性寒,无毒,归肝、胆经,有清肝泻火、明目、散结消肿等功效。用法用量:水煎服,9～15克,或熬膏服。

临床上常用功效及配伍如下:

1. 目赤肿痛、目珠夜痛、头痛眩晕:目珠疼痛配伍生地、当归、白芍等滋养肝血之品;肝火上攻,头痛眩晕配伍钩藤、决明子、菊花等清肝、平肝之药。

2. 瘿瘤、瘰疬:瘿瘤常与昆布、玄参等同用;若肝郁化火,痰火郁结之瘿瘤,可与海藻、浙贝母、玄参等消痰散结药物配伍。

3. 乳痈、乳癖、乳房胀痛:常与蒲公英、浙贝母、柴胡等疏肝解郁药物同用。

4. 热毒疮疡:常配伍金银花、重楼等清热解毒、消散痈肿之药。

夏枯草在历史的长河中也留下不可磨灭的印记,正如朱震亨所说:"《本草》言夏枯草大治瘰疬,散结气。有补养厥阴血脉之功,而不言及。观其退寒热,虚者可使,若实者以行散之药佐之。外以艾灸,亦渐取效。"又如楼全善云:"夏枯草治目珠疼,至夜则甚者,神效。或用苦寒药点之反甚者,亦神效。盖目珠连目本,肝系也,属厥阴之经。夜甚及点苦寒药反甚者,夜与寒亦阴故也。夏枯禀纯阳之气,补厥阴血脉,故治此如神,以阳治阴也。"

夏枯草作为清肝泻火良药,在古今药理学的指导下,现广泛应用于各种调制凉茶中,成为夏日凉饮中不可或缺的原料。

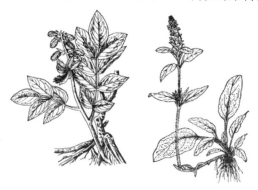

(孙景环)

《刘侍中宅盘花紫蔷薇》

唐·章孝标

真宰偏饶丽景家，当春盘出带根霞。

从开一朵朝衣色，免踏尘埃看杂花。

　　蔷薇为多年生、落叶灌木。蔷薇性寒凉，味苦涩，有清暑和胃、利湿祛风、和血解毒之功效，被收入《本草纲目》中。蔷薇多被称为爱情之花，它有一个凄美的爱情传说。

　　相传，在浙江天目山下有一户贫苦人家，家中有一姑娘名叫蔷薇，从小与母亲相依为命，邻居青年阿康，为人心善，乐于助人，常帮助蔷薇砍柴挑水，日久天长，两人互生爱慕，私订了终身。有一年，皇帝下旨选美女入宫，蔷薇被选中，闻讯当即昏厥。官吏逼迫，要带人进京，其母亲苦苦哀求，官吏才答应推迟两天。好心的乡亲们暗中告诉蔷薇，躲进深山，谎称病逝。谁知此事被贪财的人向官府告了密。皇帝得知，大怒，下令追捕，活着要人，死了要尸。阿康和蔷薇火速进山，奋力逃奔，但步行怎逃得过骑马的追兵。耳闻马蹄声已近，为了不连累阿康，蔷薇毅然跳下了万丈山崖。阿康悲痛万分，亦随着跳下。追兵搜寻，在山崖下寻到了两具尸体，运回京城。皇帝见尸，又气又恨，命人浇油烧尸，但烧了一昼夜，尸体却肤色不改，完好无损。又命人举刀碎尸，但刀却砍不进。皇帝恼羞成怒，下令抛尸入海，可尸体却不沉。此时，朝廷上下怨声载道，有胆大之士骂皇帝是残暴的昏君。皇帝不敢再继续作孽，命人打捞尸体，合葬于天目山下。不久，那座新坟上长出了一朵美丽的花，花茎上长着许多刺。人们都说这花是蔷薇姑娘所变，花刺乃阿康为保护蔷薇而生，故取名"蔷薇"，这就是中草药蔷薇名称的由来。

蔷薇花具有解渴清暑、和胃降气、止血凉血、消肿解毒、养颜利湿等功效,适用于中暑后的暑热烦渴、胸闷、胃胀、厌食、腹泻、痢疾、吐血、月经不调、口腔溃疡、尿频、小便不利等病症。

1. 解渴清暑:蔷薇花性凉,有清热解毒的功效,经常用于暑期天气炎热导致的中暑,进而出现的胸闷、口渴等症状。在炎热的夏季,可以用蔷薇花,配合淡竹叶、通草泡水喝,起到预防中暑的作用。

2. 和胃降气:蔷薇花走胃经,有芳香的气味,因此,蔷薇花具有和胃降气的效果,主要用于胃部胀满、恶心呕吐、纳差、厌食等病症的治疗。平时可以用晒干的蔷薇花与粳米煮粥,对食欲不振有很好的改善作用。

3. 止血凉血:蔷薇花性凉,味酸,走血分,具有止血、收敛、凉血等功效。主要用于治疗腹泻、痢疾、吐血、月经不调等。常与益母草、当归等配伍应用。

4. 消肿解毒:现代药理研究表明,蔷薇花中含有的黄芪甙、挥发油成分,可以明显地抑制细菌的生长、帮助疮疡患者愈合。主要用于治疗口腔溃疡、疮疖等。

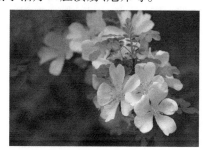 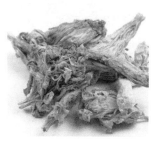

(孙景环)

《和子由记园中草木十一首》

宋·苏轼

芎穷生蜀道,白芷来江南。

漂流到关辅,犹不失芳甘。

濯濯翠茎满,愔愔清露涵。

及其未花实,可以资筐篮。

秋节忽已老,苦寒非所堪。

斸根取其实,对此微物惭。

　　白芷,顾名思义是白色的,当然是说它被炮制后的中药模样,它是一味常用的中药,味辛,性温,归肺、脾、胃经,具有祛风散寒、燥湿止带排脓、消肿止痛的功效。

　　白芷临床上应用比较广泛,常用于治疗头痛,尤其是眉棱骨痛,常与川芎、防风配伍,《古今医鉴》卷九中记载,白芷、川芎两味药组成的芎芷散可治"远年近日偏正头风,疼痛难忍,诸药不效者"。凡是阳明经循行的线路上的痛,白芷都有很好的疗效,比如齿痛。白芷辛散可通鼻窍,故可治疗鼻渊。白芷还可治疗肠风痔漏、赤白带下、痈疽疮疡、皮肤燥痒、疥癣等多种疾病,也是妇科常用的中药之一,治疗妇女带下病,在辨证的基础上配伍其他药物疗效更好。寒湿白带,常与白术、茯苓、海螵蛸等配伍;湿热带下,须与清热燥湿的椿根皮、黄柏、苍术等配伍。

　　在古代,白芷是人气较高的香草之一,此外,还有美容的功效,《神农本草经》就肯定了它"长肌肤,润泽颜色,可作面脂"的功效。五代的《日华子本草》也有记载:"白芷能止痛生肌,去面疵肤瘢。"对于面部色黑、粗糙等,中医认为原因之一是风邪外袭,因此在一些润面、增白的化妆品中，就配有防风、白芷等祛风类药物。无论是"千金面脂方"还是"玉容散"，都记载白芷是主要成分，其既可以美白，又可以祛斑。

相传古人常常用白芷的叶子洗澡，而它的根部更被认为是美白神器，从汉代开始，女性就用白芷来美容，将其研磨成粉炮制成美白药丸，每日服用，或者是调入珍珠粉、蜂蜜来洗脸、敷面。现代研究的用法中，白芷与白蔹、白术、白牵牛、白芍药、白僵蚕、白附子，共七味药，等量配伍，称为七白散，共研末。少量牛奶或者蜂蜜调和作为面膜敷于面部，在不过敏的情况下坚持使用有改善面肤暗斑、美白的功效。

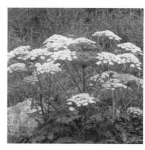 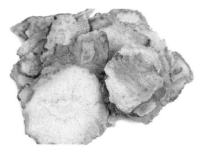

（孙景环）

《百合》(节选)

宋·王右丞

冥搜到百合,真使当重肉。

软温甚蹲鸱,莹净岂鸿鹄。

食之傥有助,盖昔先所服。

诗肠贮微润,茗椀争馀馥。

果堪止泪无,欲从望乡目。

百合,别名强蜀、夜合花等,是百合科百合属多年生草本球根植物。百合性喜凉爽,较耐寒,高温地区会生长不良;性喜干燥,土壤湿度过高也容易引起腐烂死亡,也是一种极具性格的"高冷"植物。

百合的应用非常广泛,拣去杂质、黑瓣,簸除灰屑后入药。百合味甘、微苦,性寒;归心、肺经,有养阴润肺、清心安神的功效,主治阴虚久咳、痰中带血、虚烦惊悸、失眠多梦、精神恍惚。用法用量:内服水煎6～12克;或入丸、散,均可。因百合味甘,性寒,故风寒咳嗽及中寒便溏者忌服。

《金匮要略·百合狐惑阴阳毒病脉证治》记载了一种独特的病,以百合命名,称为"百合病",曰:"百合病者,百脉一宗,悉致其病也。意欲食,复不能食,常默然,欲卧不能卧,欲行不能行;饮食或有美时,或有不用闻食臭时;如寒无寒,如热无热;口苦,小便赤;诸药不能治,得药则剧吐利。如有神灵者,身形如和,其脉微微。"该病属阴虚内热之证,治当以补虚清热、养血凉血,方用百合地黄汤疗之。

《千金方》记载:治耳聋、耳痛,干百合为末,温水服二钱,日二服。可见,百合还可用于治疗耳疾。

百合也作为常用药膳食材,例如百合粥,取适量百合粉、粳米,淘洗干净,放入锅内,加水,用小火煨煮。等百合与粳米煮熟后,加适量糖,即可食用。这对有心烦失眠等症状的身体羸弱之人有着很好的滋养作用。也可加入适量银耳共同熬煮,会有更好的滋阴润肺之效。再如百合冬瓜汤,取百合、鲜冬瓜适量,将百合洗净备用,冬瓜切薄片,加水煮沸后,酌情加入调味料搅拌均匀熬汤,此汤甜中略带苦味,具有良好的清热解暑功效,实乃夏日最佳饮品。

现在,中医美容也相当受欢迎,自制中药面膜也成为爱美人士首选,而百合就可以用来做美容养颜的面膜。将百合研磨成细粉,取适量,加入蜂蜜或者牛奶调和均匀,涂抹于清洁干净的面部,保持20分钟后用清水洗净。长期使用,可使肌肤变得光滑白嫩。

百合也是吉祥的象征,有着百事合意、百年好合、美好家庭等寓意,所以人们也会在节日的时候将它赠予友人或者亲人,以示美好祝愿。

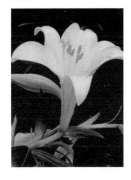 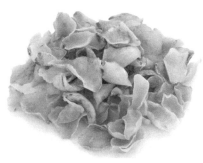

(孙景环)

《驱竖子摘苍耳》（即卷耳）

唐·杜甫

江上秋已分，林中瘴犹剧。

畦丁告劳苦，无以供日夕。

蓬莠独不焦，野蔬暗泉石。

卷耳况疗风，童儿且时摘。

侵星驱之去，烂熳任远适。

放筐亭午际，洗剥相蒙幂。

登床半生熟，下箸还小益。

加点瓜薤间，依稀橘奴迹。

乱世诛求急，黎民糠籺窄。

饱食复何心，荒哉膏粱客。

富家厨肉臭，战地骸骨白。

寄语恶少年，黄金且休掷。

　　此诗是杜甫晚年，大约是唐代宗大历二年（767 年）在夔州（治今重庆市奉节县）所作。诗人用这首诗描写了苍耳的生长环境、摘苍耳的缘故、苍耳的食用方法，最后叙述了安史之乱的民不聊生、食不果腹以及朝廷的腐败等，体现了作者强烈的爱国主义情怀。

　　提到苍耳子我就会想到它是孩提时小伙伴们相互整蛊的道具之一，它的表面是黄棕色或黄绿色，全体有钩刺，易附在毛绒物上，也很刺手，那时候常常会在路边摘很多新鲜的苍耳子藏起来，然后趁小伙伴不注意时偷偷放在其书包里或者头发上，让小伙伴又气又恼，从而出现一幅互相扔苍耳子的画面，回想起小时候调皮捣蛋的欢乐时光，让人忍不住感叹时光飞逝。

长大后才知道苍耳子也是常用的中药材,它有很多种叫法,如虱马头、道人头、刺八裸、苍浪子、青棘子、痴头婆、胡苍子、野茄、猪耳、菜耳等,但在中药学里还是统称苍耳子。苍耳子味苦、甘、辛,性温,归肺、肝经,具有发散风寒、通鼻窍、祛风湿、止痛等功效,常用于治疗风寒感冒、鼻渊、风湿痹痛、风疹瘙痒等症。它属菊科、一年生草本菊科植物,生命力顽强,常生长于平原、丘陵、低山、荒野路边、田边。它对农业、林业生产造成不良影响,农民伯伯们可是很讨厌它的。如果要将它入药必须在秋季采收,因为入冬后它的根茎就会枯萎。

现在家里的长辈常常用苍耳子和艾草加在一起大火烧开后小火熬15分钟,用煎出来的药水泡脚,预防风湿性关节炎和治疗皮肤瘙痒,由此体现了苍耳子散风寒、祛风湿的作用。苍耳子虽然有不错的功效,但是过量服用会引起中毒,伴有头昏痛、心悸、心慌、面色苍白等症状,血虚头痛病人不宜服用。

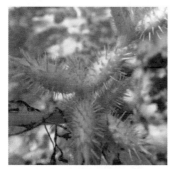
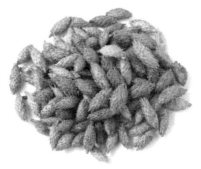

(孙景环)

《点绛唇·素香丁香》

宋·王十朋

落木萧萧,琉璃叶下琼葩吐。

素香柔树,雅称幽人趣。

无意争先,梅蕊休相妒。

含春雨。结愁千绪,似忆江南主。

　　本词中,丁香高雅、香气素淡,刻画了丁香与世无争、满怀愁绪的形象,词人借助丁香抒发了在"落木萧萧"的环境下,琼葩独吐而又遭梅蕊相妒时,彷徨、孤寂、苦闷的复杂情绪。词人所描绘的丁香,正是我们日常生活常用于茶饮及入药的丁香。

　　丁香味辛,性温,归脾、胃、肺、肾经,具有温中降逆、补肾助阳的功效,主治脾胃虚寒、呃逆呕吐、食少吐泻、心腹冷痛、肾虚阳痿。用法用量:1～3 g,内服或研末外敷。注意不宜与郁金同用,置阴凉干燥处贮藏。

　　临床上丁香有许多药理作用,如抗菌作用,相关研究显示:丁香叶的水煎剂对常见化脓性感染金黄色葡萄球菌和白色葡萄球菌,引起继发感染的变形杆菌和绿脓杆菌,各种(型)痢疾杆菌、伤寒杆菌和副伤寒杆菌,引起食物中毒的鼠伤寒杆菌、沙门氏菌等有明显的抑制和杀灭作用;耐碘胺的金黄色葡萄球菌和各种痢疾杆菌,紫丁香叶水煎剂有明显的抑制和杀灭作用。此外还有抗病毒作用、增强机体的体液免疫功能,丁香叶片具有对肝损伤的预防和治疗作用耐缺氧能力、抗氧化和抗衰老等作用。

　　说起丁香,尤其需要介绍其茶用,最出名的功效就是暖胃养胃。丁香花尤善降逆,为治胃寒呕吐之要药,常与柿蒂、党参、生姜等同用,治虚寒呕逆,如丁香柿蒂汤;与白术、砂仁等同用,治脾胃虚寒之吐泻、食少,如丁香散;治妊娠恶阻,可与人参、藿香等同用。不过值得注意的是,丁香花有子宫收缩的成分,孕妇使用时应严格把控剂量。

丁香可清新口气,古代常用其去除口臭。大多数人以为口臭是胃热、积食引起的,然而反复发作的口臭大多是胃寒所致。丁香因其芳香可压制口中臭气,所以备受欢迎,现代女性常喝丁香茶消除口臭,保持口气清新。

丁香含有丁香油及丁香酚,能抑制幽门螺旋杆菌,所以每天饮用3~5g丁香茶对胃十分有好处。

虽然丁香有众多好处,但也有诸多禁忌,比如不可过量泡水饮用,严重可引起中毒;不能用于年老或年幼或身体敏感虚弱人群,易引发过敏,所以大家一定记住别随便饮用。还有因其味辛性温,故阴虚内热人群禁用,否则会导致病情加重及体内上火严重。

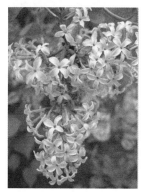 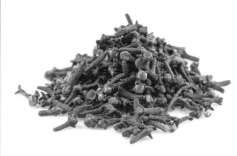

(孙景环)

《赠别》

唐·杜牧

娉娉袅袅十三余，豆蔻梢头二月初。

春风十里扬州路，卷上珠帘总不如。

杜牧说，十二三岁就如二月初枝头的豆蔻，一花一世界，清新、美丽、脱俗，是无可比拟的"娉娉袅袅"，偶然间看到园中的豆蔻花，洁白的花瓣紧簇，含苞待放的姿态像极了少女低头浅笑时害羞的模样，每一个花枝上大约有 20 个花朵，像一串葡萄似的相互依偎连着花枝，让我不禁想起多年前和小伙伴成群结队嬉戏玩耍的时光，一阵微风吹过，我仿佛听见了那些明朗的笑声。想想长大后，很少有时间与三五好友结伴叙旧，内心莫名多了一份落寞。

回家后，母亲告诉我豆蔻是一味常用的调料，可去腥味、除膻气，增加菜肴的味道。我查了相关资料，仅是作为调味料的豆蔻就有好几种，但大都是作为香辛调味料用于烹饪，可去异味、增辛香，为菜肴提香。

在中药领域，也有好几味名称相近的"豆蔻"。白蔻仁又称白豆蔻，味辛，性温，归肺、脾、胃经，具有化湿行气、温中止呕、开胃消食的功效，用于治疗湿浊中阻、不思饮食、湿温初起、胸闷不饥、寒湿呕逆、胸腹胀痛、食积不消等症。白豆蔻性温、气香，色白入肺，善于理上焦之气机，《温病条辨》中三仁汤以"三仁"为主药，即白豆蔻、杏仁、薏苡仁，具有宣上、畅中、渗下的功效，使气畅湿行、脾气健旺、三焦通畅。治湿温初起及暑温夹湿，邪在气分之证。白豆蔻配伍黄芪、白术、人参等，能治疗脾虚湿阻气滞之胸腹虚胀、食少无力，如白豆蔻丸（出自《圣惠方》）。

另有草豆蔻,味辛,性温,归脾、胃经,具有燥湿行气、温中止呕的功效,主治寒湿内阻、脘腹胀满冷痛、嗳气呕逆、不思饮食等症。草豆蔻与干姜、厚朴、陈皮等温中行气之品同用,主治脾胃寒湿偏胜、气机不畅;与肉桂、高良姜、陈皮等同用,治疗寒湿内盛、胃气上逆之呕吐呃逆,如《博济方》中草豆蔻散。《珍珠囊》记载:"草豆蔻益脾胃、去寒,又治客寒心胃痛。"

还有肉豆蔻,味辛,性温,归脾、胃、大肠经,有温中行气、涩肠止泻的功效,主治脾胃虚寒、久泻不止、脘腹胀痛、食少呕吐等症。如四神丸中配伍补骨脂、五味子、吴茱萸,主治脾肾虚寒、五更泻泄、不思饮食,或久泻不愈、腹痛腰酸肢冷、神疲乏力等症。再如真人养脏汤中配伍人参、当归、白术、肉桂、甘草、白芍药、木香等,治疗积滞已去之后,脾肾虚寒、肠失固摄所致的久泻久痢,众药合用以温中涩肠、健脾止泻、调气和血。

此外,豆蔻香味辛散独特,被广泛运用在很多品类的香水中,因丰富香水的层次及味道而被众多芳疗师钟爱。

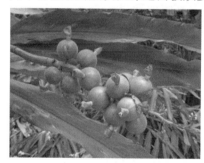 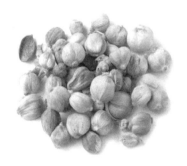

(孙景环)

《凤仙花》

唐·吴仁璧

香红嫩绿正开时，冷蝶饥蜂两不知。

此际最宜何处看，朝阳初上碧梧枝。

小时候有一种可以染指甲的花，一般在夏天的时候开放，把花瓣摘下来捣碎，用牙签挑起来一点点地敷盖在指甲上，干了以后洗去花瓣残渣，指甲会立马变成花瓣的颜色，记忆中有红色、粉色、紫色等几种不同颜色。小时候我每次用这种花染完指甲，都会兴奋地和其他小伙伴比较，谁的颜色更深一些，我们为这种可爱又有趣的花取名为指甲花。

后来上了大学，学了中医，我才知道这种充满童趣的小花原来是中药！更令人吃惊的是，这种花的植株全身上下都是药，具有神奇功效，且听我娓娓道来。

指甲花，学名凤仙花，属凤仙花科一年生草本花卉，产于中国和印度，适应性较强，移植易成活，生长迅速，因此在中国民间广泛种植。凤仙花味微苦，性微温，有小毒，功效为活血通经、祛风止痛、解毒杀虫，主治风湿肢体痿废、腰胁疼痛、妇女经闭腹痛、产后瘀血未尽、跌打损伤、骨折、痈疽疮毒、毒蛇咬伤、白带、鹅掌风、灰指甲（孕妇慎用）。《安徽中草药》记载了用凤仙花治疗灰指甲的方法：先用小刀将患者指甲刮去一层，再用凤仙花捣烂敷患处，纱布包扎，每日换 2～3 次。现代药理学研究证实，凤仙花可以杀灭多种致病真菌。

民间常以茎与种子入药，有祛风湿、活血、止痛之功效，用于风湿性关节痛及屈伸不利。民间也以花种入药，俗称"急性子"，有软坚、消积之功效,用于治噎哽、骨鲠咽喉、腹部肿块或闭经等。

中医是中国人民的智慧结晶,它凝聚了从古至今老百姓生活中的宝贵医疗经验。不过任何中药的使用,哪怕是中成药,都应该在医师指导下使用,不应盲目自我药疗。

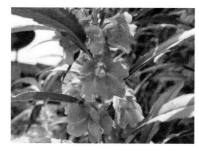 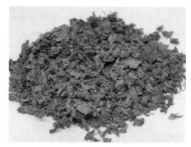

（孙景环）

012 葛根

"彼采葛兮，一日不见，如三月兮。"出自《诗经》，其所述"采葛"为常用中药之葛根。

葛根，为豆科植物野葛的干燥根，习称野葛。相传东晋道教学者葛洪在茅山脚下炼丹时发现了一种青藤植物，并用此植物的根治好了当地的一场瘟疫，当地老百姓为了纪念葛洪，于是把此植物命名为"葛"，于是就有了"葛根"一词。

葛根最佳的采挖时间为秋、冬二季，洗净，除去外皮，趁鲜切片，晒干或烘干。切片后，用盐水、白矾水或淘米水浸泡，再切片阴干，色微黄较白净，表面含粉量低者为佳。

葛根为常用中药，味甘、辛，性凉，归脾、胃、肺经。功效为解肌退热、生津止渴、透疹、升阳止泻。

葛根轻清升散，药性升发，升举阳气，鼓舞机体正气上升，津液布行，升发脾胃清阳之气而止渴，止泻痢，故常用于治疗内热消渴，麻疹初起透发不畅，腹泻、痢疾等病症。《食疗本草》记载："葛根蒸食之，消酒毒。"葛根的解酒作用在《神农本草经》《药性论》《本草拾遗》《千金方》等传统医著中均有明确的记载。对醉酒者，取葛根，水煎服，解酒效果很好。

现代医学研究表明，葛根中的异黄酮类化合物葛根素对高血压、高血脂、高血糖和心脑血管疾病有一定的疗效。葛根总黄酮和葛根素不仅能改善心肌的氧代谢，对心肌代谢产生有益作用，还能扩张血管、改善微循环、降低血管阻力，使冠脉血流量增加，抗血小板聚集，故葛根可防治心肌缺血、心肌梗死、心律失常、高血压、动脉硬化等病症。葛根丙酮提取物有使体温恢复正常的作用，对多种发热有效，故常用于发热口渴、心烦不安等病症。葛根素有明显的降低血糖的作用，葛根所含的黄酮类化合物有降血脂作用，能降低血清胆固醇，降低甘油三酯，用于治疗高血糖、高血脂病症有显著疗效。某些研究表明，葛根对学习记忆障碍有明显的治疗作用，可用

· 24

于治疗阿尔茨海默病、智力障碍等。用法用量:煎服,10～15 g。

常用配伍如下:

1. 葛根配伍柴胡、石膏:葛根与柴胡均轻清升散而解表退热;石膏清解里热。三药合用有解肌清热之功效,用于治疗外感风寒、邪郁化热之发热重、恶寒轻、头痛鼻干之症。

2. 葛根配伍黄连、黄芩:葛根解表清热,升脾胃之阳而生津、止泻;黄连、黄芩清热燥湿。三者配用共奏清热解表、燥湿止泻之功效,用于治疗湿热泻痢。

3. 葛根配伍麻黄、桂枝:葛根善于缓解项背肌肉痉挛,为表证兼项背强急之要药;麻黄、桂枝有发散风寒之功效。三者合用共奏散寒解表、缓急止痛之功效,多用于治疗风寒表证而见恶寒无汗、项背强痛者。

4. 葛根配伍人参、茯苓:葛根升脾胃清阳而止泻痢;人参大补元气;茯苓健脾渗湿。三药合用有益气健脾、止泻之功效,用于治疗脾虚泄泻。

5. 葛根配伍天花粉:葛根生津止渴;天花粉入肺胃可清肺胃之燥热,又能清热生津以止渴,为清热生津之良药。二者配伍使用,有清热生津、止渴之功效,用于治疗热病口渴及消渴等症。

日常生活中,人们常服用葛根粉以保健养生。葛根粉,也称葛粉、葛根淀粉。葛根粉内含12%的黄酮类化合物,如葛根素、大豆黄酮苷、花生素等营养成分,还有蛋白质、氨基酸、糖和人体必需的铁、钙、铜、硒等矿物质,是老少皆宜的名贵滋补品,享有"千年人参"之美誉,故为保健养生之佳品。葛根粉无明显毒副作用,但虚寒者忌用,胃寒呕吐者慎用。中医易水学派创始人张元素认为葛根粉"不可多服,恐损胃气",故食用需适量,视体质而定。

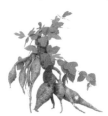 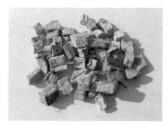

(孙景环)

013　红玫瑰

《红玫瑰》

宋·杨万里

非关月季姓名同，不与蔷薇谱谍通。

接叶连枝千万绿，一花两色浅深红。

风流各自燕支格，雨露何私造化功。

别有国香收不得，诗人熏入水沉中。

说起玫瑰，它炽热红火的花色，总让人心生喜爱。大概因为欧美人格外喜欢玫瑰，有些人就认为玫瑰是外来物种，喝玫瑰花茶也是受国外的影响。这想法可是大错特错，玫瑰原产中国，栽培历史悠久，种类繁多，《群芳谱》就有玫瑰花可"入茶，入酒，入蜜"的记载。作为药用的玫瑰花对品种的要求会比较严格，如入药用的就是怀正玫瑰。玫瑰入药的记载最早可见于明代姚可成的《食物本草》。

玫瑰花性温，味甘、微苦，归肝、脾经，功效为理气解郁、活血、止痛，主治肝胃气痛、新久风痹、吐血咯血、月经不调、赤白带下、痢疾、乳痈、肿毒。因玫瑰性温，故临床上常以少量配伍于血瘀体寒类患者处方中，可较好地缓解疼痛、活血化瘀。

玫瑰花理气解郁、活血祛瘀的功效最为出名，多用于治疗肝气郁结，可与香附、青皮、郁金等同用，治疗气滞、胸胁胀闷作痛等；可与川楝子、王不留行等同用，治疗乳房胀痛或结块等；配伍凌霄花、野菊花，治疗由肝郁不舒、胃火炽盛引起的头面部红斑类皮肤病，如酒渣鼻等；配伍柴胡、香附、当归、丹参，可治疗肝郁气滞、经血不调而致的黄褐斑。

中医认为，面色红润与否与人体气血关系密切，而玫瑰花茶具有行气活血、调和脏腑的功效,经常饮用不仅能够让暗淡的面色逐渐红润起来,而且对面部一些色斑也有明显的改善作用。脸色发黄暗淡、有色斑的女性朋友不妨在经期每天泡一杯玫瑰花茶,有美容养颜的效果。

除此之外,玫瑰花还具有解郁功能。中医中玫瑰花的药性温和,能够理气活血、疏肝解郁,具有镇静、安抚、抗忧郁的功效。女性在月经前或月经期间常会有些情绪上的烦躁,玫瑰花泡水饮用可以起一定的调节作用。在工作和生活压力越来越大的今天,即使不是月经期,也可以多喝点玫瑰花代茶饮,以安抚、稳定情绪。

虽然玫瑰花是花中皇后,好处不胜枚举,但在实际使用中也有许多讲究。比如玫瑰花泡水喝时,不要和茶叶一起泡。这是因为茶叶含有大量的鞣酸,这种物质会影响玫瑰花疏肝解郁的功效。便秘及月经量过多者最好不要过量服用玫瑰花茶,否则会使便秘加重、出血量增多。此外,孕妇及本身就是胃寒或者容易腹泻的患者也不要经常服用,一些经常感觉到疲惫或是虚弱的人群也不宜服用,否则身体会越来越差。

我想大多数人热衷于玫瑰,是因为玫瑰花不仅迷人,还给他们带去了健康和美丽吧。

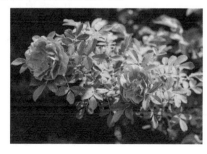
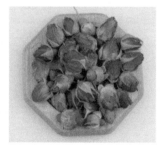

（孙景环）

《绿萼梅》

宋·范成大

朝罢东皇放玉鸾,霜罗薄袖绿裙单。

贪看修竹忘归路,不管人间日暮寒。

　　初雪清晨,独自漫步竹林中,忽闻浓郁香味扑鼻而来,抬头见皑皑白雪中几朵绿萼梅傲立枝头,分外娇艳。梅花历来被视为不畏强权、勇于抗争和坚贞高洁的象征,古人常把松、梅、竹称为"岁寒三友",它们经常出现在文人骚客的文章中,用来寓意作者的高洁和不愿同流合污的处世态度。或许只有身处此景,才能体会到前辈之意吧。

　　万花敢向雪中出,一树独先天下春。绿萼梅,中药名,又名春梅、干枝梅、乌梅;冬末至次年早春采摘初开放的花朵,晒干,入药以白梅花为主;属于蔷薇科杏属梅花的一种,为乔木植物;原产于我国西南及台湾地区,主产于江苏、浙江,现湖南、四川、湖北、江西等地均有分布。笔者早年随父亲到江浙沪一带游玩时,父亲常常向我提及此花,这也是他最喜爱的花之一。他说,做人就应该像绿萼梅那般高洁、坚强及谦虚。那时我还小,远不能体会话中深意,总认为绿萼梅的花瓣小小的,单生或偶有2朵同生于1芽内,略显小气。它香味偏浓郁,花先于叶开放;花梗短,常无毛;花萼通常为红褐色,有些为绿色或绿紫色,虽十分耐看,但在我稚嫩的眼里却无法读懂它的特别,所以,父亲总笑我,说我看问题过于表面及肤浅。如今,他已过世,再次翻阅此花相关典籍记录,才知他洞察事物能力匪浅。

　　绿萼梅喜光,宜长于阳光充足、通风良好的环境,过阴时树势衰弱,开花稀少甚至不开花。虽喜温暖气候但十分耐寒,喜较高的空气湿度,有一定抗旱性,对土壤的要求不严,但喜湿润而富含腐殖质的沙质壤土,土质黏重、排水不良时易烂根死亡。正是因为此花既挑剔又随和的性格,才成就了它临床广泛的实用价值。

《中药大辞典》记载,绿萼梅味酸、涩,性平,归肝、胃、肺经,入药以花为主,花黄白、萼绿、小朵,功效为疏肝解郁、开胃生津、调畅气机,主治胸胁胀痛、胃痛、消化不良、神经衰弱。《本草纲目拾遗》记载,绿萼梅开胃解郁,取梅入粥食,助清阳之气上升;蒸露点茶,生津止渴,解暑涤烦。难怪每于初夏时,父亲总爱以此花入茶,取 3 ~6 g,蜂蜜适量,用沸水浸泡,那浓郁的花香和清甜的味道,使得炎炎夏日里焦灼的情绪顷刻和缓。

当然,它远不止这些功效,生活中有人以鸡蛋配伍制作梅花蛋,常以鸡蛋 1 个,一端开孔,放入 7 朵绿萼梅,封口,饭上蒸熟,然后去梅花食蛋,每日 1 个,连服 7 日,可疏肝理气散结,用于瘰疬经久不消。也有老人常以粳米 30 ~60 g,煮成稀粥,加绿萼梅 3 g,再煮至花刚熟即成,一次服用,可助脾胃清阳之气上升,粳米养胃气。其用于素体脾胃虚弱,湿犯脾胃则清阳之气不升,所致胃脘部胀闷、食欲减退者,效果颇佳。

的确,若非再次深入了解,很难知道这小小的花朵竟有如此大的功效,我想父亲那时不只是让我学习它坚强、谦虚的品性,更是告诫我要做像绿萼梅一般的"花中君子"吧。

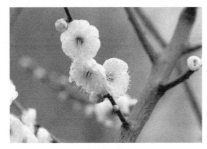 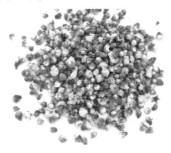

(孙景环)

《咏蜀都城上芙蓉花》

唐·张立

四十里城花发时,锦囊高下照坤维。

虽妆蜀国三秋色,难入豳风七月诗。

相传,很久很久以前,成都住着一个美丽、勤劳并善良的女子,名叫芙蓉。她常去锦江边淘米,每次总有一条大鲤鱼在她面前摇着尾巴游来游去,她也总爱向它投米喂食,日子一久,鲤鱼对姑娘产生了深厚的感情。一天,女子又来到锦江边淘米,鲤鱼突然告诉她一个秘密,它说黑龙将于五月初五大发洪水,淹没成都,并要姑娘快走,且不能走漏风声。可善良的姑娘怎会自己一走了之!她飞快地奔向村里,将消息告诉了乡亲们,并带着他们撤退到了安全地方。果然,到了五月初五这天,黑云密布,大雨倾盆,洪水暴涨。因为芙蓉识破了黑龙的诡计,黑龙张着血盆大口向芙蓉猛扑而去,芙蓉也毫不畏惧,手持宝剑跃入水中与它战斗,也不知打了多少回合,一直战到了灌县(现都江堰)的斗鸡山下,山上一名叫金鸡的小伙子也拔剑相助战黑龙,在金鸡的帮助下,黑龙最终被杀死,而芙蓉也因伤势过重而英勇牺牲。姑娘的鲜血沿江漂流,流到成都,化为朵朵绚丽的红花。人们为纪念她,便将此花称为芙蓉花,成都唤作芙蓉城。

芙蓉花,即木芙蓉,木本植物,晚秋始开,花色三变化。我国自唐代起种植,中医以花、叶、根入药,味辛、微苦,性凉平,归心、肝经,功效为清热解毒、凉血止血、消肿排脓、散瘀止血,主治疮肿毒、肺痈、肝热咳嗽、白带、崩漏、吐血、烫伤。用法用量:9~15 g,水煎服,虚寒患者及孕妇禁用。注意,本品一般外用,花捣烂外敷,或花研末,每次用适量麻油(凡士林、醋、浓茶、酒等也均可),视患者部位而用之。

以下为临床经验之谈:

1. 解天蛇毒:用鲜木芙蓉花二两,冬蜜五钱,捣烂敷伤处,每日换2~3次。

2. 月经不止:用木芙蓉花、莲蓬壳,等分为末,每服二钱,米汤送下。

3. 汤火灼疮:木芙蓉花晒干,研末,麻油敷涂。

4. 虚劳咳嗽:芙蓉花二至四两,鹿衔草一两,黄糖二两,炖猪心、猪肺服,无糖时加盐亦可。

木芙蓉所含成分可抗炎、杀菌及调节免疫等。中成药制剂复方木芙蓉涂鼻软膏,可解表通窍、清热解毒,用于感冒所致鼻塞流涕、打喷嚏、鼻腔灼热。芙蓉抗流感颗粒,可清肺凉血、散热解毒,用于流行性感冒。复方芙蓉泡腾栓,可清热燥湿、杀虫止痒,用于湿痒(滴虫、细菌性阴道炎)。

川渝不分家,作为一名重庆人,我也不得不竖起大拇指称赞木芙蓉的美丽及实用。

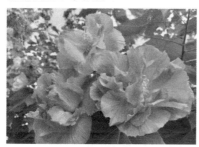 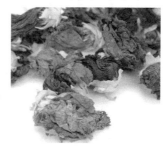

(孙景环)

《菩萨蛮·木棉花映丛祠小》

五代·孙光宪

木棉花映丛祠小，越禽声里春光晓。

铜鼓与蛮歌，南人祈赛多。

客帆风正急，茜袖偎墙立。

极浦几回头，烟波无限愁。

木棉花开，春光大好。铜鼓蛮歌中，忽见一帆，飘然而来，船上红烛偎墙，顷刻间消失在烟波江上，几番回头，令人不胜怅惘。

木棉花为木棉科植物木棉的花，热带乔木，初春时开花，花深红，花蕊黄，花片极厚。木棉花味甘、淡，性凉，归脾、肝、大肠经，功效为清热利湿、解毒、止血，主治泄泻、痢疾、血崩、疮毒、金创出血。用法用量：煎汤，3~5钱。

木棉花是广州市的市花，花语是珍惜身边的人和幸福。木棉花不但花朵美丽，还有诸多食用方法，无论新鲜或晒干均可用来煲汤。果实里的木棉可用来做棉衣、棉被、枕垫，由于我国华南地区不产棉花，木棉棉絮便是极好的替代品，唐代诗人李琮就有"衣裁木上棉"之句。木棉对于广州人是非常特殊的。

再说木棉花的药用功效。木棉花具有清热解毒、凉血止痢的功效。木棉花、金银花和白菊花都有清热功效，木棉花清热凉血、金银花清热解毒、白菊花清肝明目，三者合用更增清热凉血和止痢之功效。木棉三花饮原料为干木棉花瓣 15 g、金银花 10 g、白菊花 10 g。制作方法为将木棉花瓣、金银花和白菊花洗净，加水煮沸，代茶饮。在暑天常饮本饮，还有解暑之功效。或者只用木棉花加少许糖煲水，也有不错的去湿毒功效。将晒干的木棉花煮粥或者煲汤,可以解毒清热、驱寒去湿,对慢性胃炎、胃溃疡、泄泻、痢疾等有显著疗效。

另外,木棉花的用途也很广,它的花蕊是很好的织物材料,古书记载:"木棉树高二三丈,切类桐木,二三月花既谢,芯为绵。彼人织之为毯,洁白如雪,温暖无比。"而木棉花的木质松软,可制作包装箱板、火柴梗、木舟、桶盆等,还是造纸的原料。

广东人对养生是非常有研究的,他们最擅长煲汤,以各种药材加入食材中炖汤,汤汁鲜美营养,既避免了食材煎炒后成分的破坏,又佐以药材以养生。木棉花鲫鱼汤可以健脾养胃、清热利湿、凉血止血。木棉花虾仁豆腐可以清热利湿、解郁除烦。木棉花菌菇汤可以清热除湿、健脾和胃等。

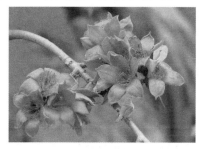 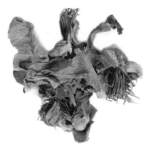

(孙景环)

《山枇杷》

唐·白居易

深山老去惜年华，况对东溪野枇杷。

火树风来翻绛焰，琼枝日出晒红纱。

回看桃李都无色，映得芙蓉不是花。

争奈结根深石底，无因移得到人家。

　　一个阳光明媚的下午，我跟爷爷坐在院中的大树下乘凉，爷爷摇着蒲扇讲述过去的故事，母亲端来一盘黄灿灿的枇杷，剥去皮一口咬下，一股清甜在口腔中绽放，不禁让我回忆起第一次吃枇杷的时候……

　　大约十年前，作为一个北方人，第一次来到重庆，还没有适应重庆独特的气候。一个周末午后，远嫁重庆的姐姐带我出去玩耍，傍晚时分，天气突然变得昏暗起来，不一会儿就淅淅沥沥下起了雨，姐姐淡定地从包里拿出了雨伞撑开，并告诉我在这里要养成随时带伞的好习惯，我纳闷，好好的天气怎么说变就变。在回家的路上，看到一位白发苍苍的老奶奶，身披塑料雨衣坐在路边，面前放着一个背篓，里面还有一些没有卖完的黄色小水果，看着老奶奶坚定的样子，估计不卖完这筐水果也不打算回家了，最后姐姐将老奶奶筐中的水果全数买了下来。那是我第一次见新鲜的枇杷，黄灿灿的皮挂着雨水，闻起来清香，吃起来甜度刚刚好，简直是多一分腻、少一分淡。我因为贪吃，当天晚上腹痛难忍，不断地往返厕所。在那之后，有很长一段时间我都没吃过枇杷。

　　古人也有很多描写枇杷的脍炙人口的诗句，比如戴复古在《初夏游张园》写道："乳鸭池塘水浅深，熟梅天气半晴阴。东园载酒西园醉,摘尽枇杷一树金。"诗人用"一树金"非常形象地描绘了枇杷成熟时的颜色。枇杷浑身都是宝,其肉不仅营养丰富可食用,还可入药;其核、叶也有药用价值。

枇杷味甘、酸,性凉,归肺、脾经,主要功效为润肺、下气、生津止渴,主要用于肺燥咳喘、吐逆、咽干及烦渴等症状。枇杷润肺止咳的功效甚好,常配伍百部、白前、桔梗、桑白皮等中药以降气化痰、润肺止咳。枇杷叶可以降胃止呕、泄热降苦、下气降逆,为止呕之良品,可治疗各种呕吐呃逆,比如孕妇在孕早期吃少量枇杷可以改善恶心呕吐的症状。枇杷核味苦,性平,归肝、肺经,有化痰止咳、疏肝行气、利水消肿的功效,临床上用于治疗咳嗽痰多、水肿等症状。

枇杷果富含纤维素、果胶、胡萝卜素、苹果酸、柠檬酸、钾、磷、铁、钙及维生素 A、维生素 C、丰富的维生素 B、胡萝卜素等营养物质。但也要注意,一定要待枇杷熟透了食用,正如《本经逢原》记载:"必极熟,乃有止渴下气润五脏之功;若带生味酸,力能助肝伐脾,食之令人中满泄泻。"这说明若枇杷没有熟透,反而容易伤肝损脾,令人腹痛腹泻。

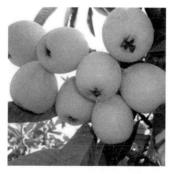 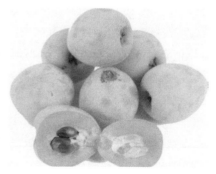

(孙景环)

《雨过山村》

唐·王建

雨里鸡鸣一两家,竹溪村路板桥斜。

妇姑相唤浴蚕去,闲着中庭栀子花。

一首简单的山水田园诗,没有华丽的辞藻,却描绘出了一幅清新动人的美好图画。三两声鸡鸣惊醒了雨中酣睡的村落,下过雨的村庄,凉爽微风中夹杂着泥土的芬芳,一家人开始了有条不紊的劳作,只留庭院中雪白的栀子花孤芳自赏,散发沁人心脾的芳醇。

微风中摇曳的栀子,浑身都是宝,它是茜草科植物,性喜温暖、湿润气候。它的根可以泻火解毒,清热利湿;它的花不仅缀饰世界,更是泡茶的佳品,可以凉血解毒;它的叶有活血消肿、清热利湿的作用;它的果实,更是载入中药药典的常用中药之一。栀子味苦,性寒,归心、肺、三焦经,有泻火除烦、清热利湿、凉血解毒、外用消肿止痛的功效,常用于热病心烦、黄疸尿赤、血淋涩痛、血热吐衄、目赤肿痛、火毒疮疡等病症的治疗。

另外,栀子叶味苦、涩,性寒,归心、肺、肝经,有活血消肿、清热解毒的功效,主治跌打损伤、疔毒、痔疮、下疳。外用治法早在明代的《本草蒙筌》中就有记载,取适量,捣敷,或煎水外洗患处即可。用法用量:内服煎汤,3～9 g。《生草药性备要》讲述了栀子叶具有消肿、理跌打伤的功效,《本草求原》记载:"洗疳痔疔,散毒疮;同鸡煮,则祛风。"诸多医家均记载了栀子"全身"的用处,可见其是相当珍贵的中药材。

《幼科直言》卷二记载了一首方剂,以栀子命名叫栀子饮,由栀子(炒黑)、白芍(炒)、黄芩(炒)、柴胡、陈皮、当归、甘草、神曲

(炒)、麦芽(炒)组成,主治小儿腹痛因热而作,面赤作渴者。取其清热之功效与黄芩合用相辅相成,加以白芍缓急止痛,余药相配伍,疗效甚佳。

如今,人们遵循"未病先防"的中医理论越来越注重养生。在古今药理学研究指导下,栀子花还用作药膳料理的常用食材。将栀子花洗净放入沸水中,煮熟捞出,晾凉后配上个人喜欢的配菜,浇入香油、老醋、适量食盐,搅拌均匀即成一道"美丽的凉菜"。此菜既清香鲜嫩又可口,对于肺热咳嗽等有一定的缓解之效,也是因栀子有着良好清热除烦、解毒之功效。

栀子花烘干之后便于保存,也常被人们用来泡水喝。父亲喜欢饮茶,所以家中常备有各种花茶,夏日的慵懒午后,大人们坐在院子里聊着家常,孩子们追打嬉戏,每每他都会用栀子花泡一壶花茶,添上孩子们最爱的冰糖或者蜂蜜,还会特意加上几片薄荷,晾凉后倒给大家喝。淡雅清香、甜甜爽爽的栀子花茶便是孩提时炎炎夏日最美好的记忆了。

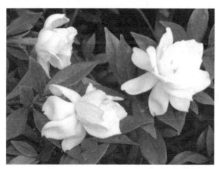 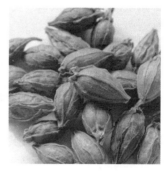

(孙景环)

《道桐庐有诗示成季》

宋·林光朝

此是滩头处士家,我从何日离天涯。

木棉高长云成絮,瞿麦平铺雪作花。

说到瞿麦,想起多年前,那时候我还处于"认字认一半"的时候,一度将"瞿"字错误地读作"zhái",不知道你有没有因此闹过笑话呢?"强瞿"一词使我觉得很诗意,源自李时珍《本草纲目》:"百合之根,以众瓣合成也。或云专治百合病,故名,亦通……此物花、叶、根皆四向,故曰'强瞿'。凡物旁生谓之瞿,义出《韩诗外传》。"言归正传,我们来认识一下瞿麦。

瞿麦是石竹科植物瞿麦或石竹的干燥地上部分,始载于《神农本草经》。瞿麦味苦,性寒,归心、小肠、膀胱经。《神农本草经》记载:"瞿麦,味苦寒,主关格,诸癃结,小便不通,出刺,决痈肿,明目去翳,破胎堕子,下闭血。一名巨名麦。生川谷。"此物四通八达,利水之功甚佳,主要功效为利尿通淋、破血通经。正如《本草备要》所说:"降心火,利小肠,逐膀胱邪热,为治淋要药。"瞿麦是临床上治疗淋证之要药。中华文字博大精深,此"淋"非彼"淋",这里的淋证是中医疾病的命名,是指以小便频数、淋沥涩痛、小腹拘急引痛为主症的疾病。基本病机为湿热蕴结下焦,肾与膀胱气化不利,病理因素为湿热。瞿麦能走小肠导热通窍以利小便,治疗淋证涩痛,实为利水通淋之佳品,破血散结之良药。另本品能活血通经,适于瘀血阻滞胞宫之闭经、月经不调等症。

众所周知,中医讲究辨证论治,随证选方,故临床上药物之间的配伍也是极其重要的。比如临床上治疗急性膀胱炎、尿道炎,瞿麦常与萹蓄、栀子、滑石、甘草同用;治疗血淋尿血涩痛,瞿麦常与白茅根、旱莲草、车前子、木通同用;治疗血瘀闭经,瞿麦常与丹参、赤芍、益母草、桃仁、红花同用。

　　瞿麦也因其花朵艳丽和花期较晚的特点,常被古代文人墨客歌颂以寄托内心情谊。开篇的诗句以及宋代林亦之的《陈仲罕母挽词》"最苦哀箫老松下,漫漫瞿麦雪平田"等诗句,均以瞿麦花作为寄托之物,感慨岁月的过往,倾诉心中种种情愫。盛开的瞿麦花是很漂亮的,姹紫嫣红,色彩斑斓,花瓣自由伸展,看似凌乱却不失美感,仿佛一位自由、独立的少女在跳舞,尽显自信与美妙,难怪引得古人争相为其倾情。瞿麦花的花语是思慕、大胆地爱。据说,很久以前有人独自在山野、河边间抚触娇艳的瞿麦花,心中满是对暗恋之人的思念,在那以后,他在自家院中种植了瞿麦花,以表相思之情。只是不知后来他有没有将这份思念告知那位苦苦相思的人,让有情人终成眷属呢?

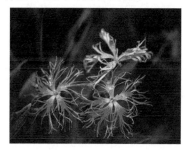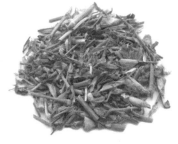

（孙景环）

《寄周繇求人参》

唐·段成式

少赋令才犹强作,众医多识不能呼。

九茎仙草真难得,五叶灵根许惠无。

人参是珍贵的药用植物,喜阴凉,散射光和微弱的阳光,尤怕阳光直射,因此植被茂密的森林最适合人参生长。第一年生出三个小叶,当地人叫"三花";两年生出一个复叶,叫"巴掌";三年生出两个复叶,叫"二甲子";四年生出三个复叶,叫"灯台子"。人们就是用这样的办法来识别人参生长的年份的,故诗人说"九茎真难得,五叶尚可寻"。

人参的炮制不同,作用也不同。直接晒干的叫生晒参,冰糖水煮过的叫白糖参,蒸过的为红参,还有鲜参。白糖参药性平和;生晒参较白糖参药力强,但较红参弱;红参性偏温,补气力量较强。人参头也叫参芦,是一味催吐药。

《神农本草经》记载"人参,主补五脏,安精神,定魂魄,止惊悸,除邪气,明目,开心益智。久服,轻身延年。"故人参自古被誉为"百草之王",具有大补元气、复脉固脱、补脾益肺、生津、安神等功效,治疗体虚欲脱、肢冷脉微、脾虚食少、肺虚喘咳、津伤口渴、内热消渴、久病虚羸、惊悸失眠、阳痿宫冷等气血津液不足之证。

《本草纲目》也有记载:"人参味甘、微苦,性温、平,归脾、肺、心经,具有补气、固脱、生津、安神、益智等功效。"

现代研究表明,人参含多种皂苷和多糖类成分,能调节中枢神经系统,有抗疲劳的作用;改善心脏功能;增强机体免疫;抗衰老。

人参具有大补元气的功效,但是对于实证、热证,如突然气壅而出现的喘证、燥热引起的咽喉干燥症状,或因为冲动引发的吐血鼻衄等症状,均忌用人参。服用人参当天或 24 小时内忌食萝卜、茶、辛辣或刺激性食物。

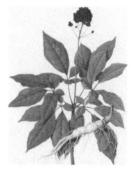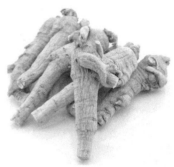

(孙景环)

《紫薇花》

唐·杜牧

晓迎秋露一枝新,不占园中最上春。

桃李无言又何在,向风偏笑艳阳人。

一枝初绽的紫薇花在秋露里迎接晨光,而不是在早春与百花争奇斗艳,无言的桃花、李花现不知在何处,只有紫薇花向着寒冷的秋风,笑对那些争着在艳阳春天开花的花朵。诗人在此诗中以桃李之花反衬紫薇花,虽一字未提,却能让我们充分感受到紫薇美丽的质感、淡雅高洁的风骨及一枝独秀的品格。以花喻人,寓意甚好。

紫薇花,是一种生命力比较顽强的植物,无论种植何处均可生长。紫薇花为落叶乔木,树可高达 10 米,花呈白、红、紫等色。因其花期为每年 6—9 月,长达整个夏天,故又名"百日红"。其在生长初期,枝条比较细,一触就动,许多人又称它为"痒痒花"。据说贵州省印江县水义乡有一株"紫薇王",高 30 余米,至今已有几百年历史,当地人靠这株"紫薇王",还医治过不少顽疾。

中医中紫薇常以根、叶入药,味微苦、微酸,性寒,归肝经,具有清热解毒、活血止血之功效,主治产后血崩不止、血膈癥瘕、崩中、带下淋漓、疥癞癣疮。《岭南采药录》记录,紫薇可治小儿烂头胎毒。《重庆草药》讲述治风丹,紫薇花一两,煎水煮醪醋服用可愈。原先在乡镇门诊时,也有听闻某些老中医用半茶盅紫薇花,煮精猪肉食之,可保头面红疖(石疖)不生。

曾偶然翻阅典籍,书中讲述紫薇归肝经,有疏肝解郁之功效,用于肝硬化腹水。组方芯为鲜紫薇根、鲜算盘子根 120 g,鲜山楂根、鲜六月雪根各 30 g,灯芯草 3 株,黄荆根(七叶者佳)18 g,车前草 3 株,栀子根 30 g。以上药物均洗净切碎,第一剂加甜酒少许,第二剂加水豆腐 2 小块,第三剂加猪小肠 35～70 cm,第四剂起加猪瘦肉 60～90 g,加水 5 000 mL,煎成 500 mL。头煎当天晚饭后服,二煎于次日晨空腹服。病情轻者连服 7 天后腹水可消除。

　　紫薇花在盛夏开放,引得文人赞赏。我想,此花不仅有超高的观赏及药用价值,其反映团结合作精神、持之以恒的进取精神和浑身是宝的奉献精神也是值得大家钦佩的。

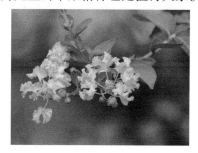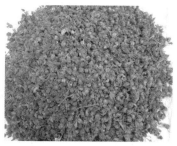

(孙景环)

《桃花》

唐·元稹

桃花浅深处，似匀深浅妆。
春风助肠断，吹落白衣裳。

春天到了，或深或浅的桃花朵朵盛开，好似美貌姑娘面容上淡浓相宜的妆容。诗文将桃花比喻为面容姣好的女子，甚是应景。

《本草纲目》记载"杀疰恶鬼，令人好颜色"，指的就是桃花能使人的容颜焕发、润泽。

在星象命理学中，桃花是和感情生活密切相关的重要象征；在日常生活中，桃花以其鲜艳的色彩，成为春天独有的华丽风景；而对中医而言，桃花是一味药材，并用在了许多方剂之中，这些方子能够流传至今，足以证明它的功效。

桃花味苦，性平，无毒，归心、肝、大肠经，功效为利水、活血、通便，主治水肿、脚气、痰饮、积滞、二便不利、经闭。主治：①《别录》"主除水气，破石淋，利大小便，下三虫"；②《唐本草》"主下恶气，消肿满，利大小肠"；③《纲目》"利宿水痰饮，积滞。治风狂"；④《本草汇言》"破妇人血闭血瘕，血风癫狂"，孕妇忌服。弘景曰中《肘后方》言："服三树桃花尽，则面色红润悦泽如桃花也。"颂曰中《太清草木方》言："酒渍桃花饮之，除百疾，益颜色。"

桃花属蔷薇科植物桃或山桃的花，每年3月开放时采集，阴干，放干燥。3月正值万物复苏、草长莺飞、繁花盛开之际，此时采摘的桃花，怎能不让人容颜姣好呢？

中医博大精深，历史源远流长，中药更是我国难得之瑰宝。上有《千金》卷六记载一桃花丸方，取桃花2两，桂心1两，乌喙1两，甘草1两(1方有白附子1两,甜瓜子1两,杏仁1两)。研粉,炼蜜成丸,如大豆大。每服10丸,1日2次,10日即可令人皮肤洁白光悦。《圣惠》卷九十四记载一神仙服百花,即取桃花(3月3日采)、蒺藜花(7月7日采)、甘菊(9月9日采)、枸杞叶(春采)、枸杞花(夏采)、枸杞子(秋采)、枸杞根(冬采)各等分。上阴干为散,每服2钱,以水调下,1日3次,久服,可轻身长寿。《太平惠盛方》卷七十九记载桃花散,取桃花、槟榔、葵子、滑石各30g,研粉,空腹以葱白汤调服。可利水通便,治疗产后大小便秘涩。更有无桃花一药而名"桃花汤"者,《伤寒论》记述:"赤石脂48g(一半全用、一半筛末)、干姜3g、粳米35g,以水煎汤服之,对于寒性下利、大便滑脱者效佳。虽无桃花为药,却亦同其之功效,妙哉也。"

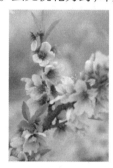 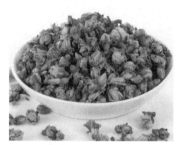

(孙景环)

《和柳子玉官舍十首之茴香》

宋·黄庶

邻家争插红紫归,诗人独行覊芳草。

丛边幽蠹更不凡,蝴蝶纷纷逐花老。

提起小茴香,大家立马会想到它是现在调味料中不可缺少的一味材料,人们会用小茴香等香料卤肉、卤鸡蛋等,以此做出美味的食物。小茴香的果实除了可以去肉腥味、增添香味,还可以作为药物使用;它的根具有行气散寒、和胃止痛的功效,用于治疗因受寒而引起的腹痛、呕吐等症状;它的叶也具有行气散寒,促进消化的功效,且全草均可作为药物使用。

在中药学中小茴香又称为谷茴香、谷茴、怀香,属于伞形科植物茴香的干燥成熟果实。秋季果实初熟时采割植株,晒干,打下果实,除去杂质,置阴凉干燥处储存。小茴香味辛,性温,归肝、肾、脾、胃经,具有散寒止痛、理气和胃的功效,主治寒疝腹痛、睾丸偏坠、痛经、少腹冷痛、脘腹胀痛、食少吐泻。用盐制过的盐小茴香具有暖肾散寒止痛的功效,用于寒疝腹痛、睾丸偏坠、经寒腹痛。现代药理研究显示,小茴香还有抗溃疡、镇痛等作用,茴香油有不同程度的抗菌作用,还能刺激胃肠神经血管,促进唾液和胃液分泌,起到增进食欲、帮助消化的作用。

茴香的叶子也属于一种蔬菜,茴香又与回乡同音,在北方多用来做饺子馅,每逢春节或游子回归故里的时候都喜欢用茴香叶和肉包成饺子,表示庆祝。

虽然小茴香的用处颇多,但不是所有人都适合,因为茴香叶中含有天然茴香油和一些易过敏成分,一些易出现过敏反应的人群不适合吃茴香,若出现过敏现象,须立即停止食用,并进行必要的抗过敏处理。

另外小茴香性温,热性体质或者阴虚火旺病症的人也不适合使用。食用后会导致体内热性物质增加,出现一系列热象或假热现象,表现为牙龈肿痛、口舌生疮以及鼻血或潮热盗汗、五心烦热、口渴不欲饮等症状,严重时还会出现目赤肿痛和大便燥结。

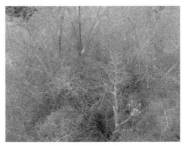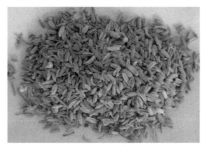

(孙景环)

《访隐》

唐·李商隐

路到层峰断，门依老树开。

月从平楚转，泉自上方来。

薤白罗朝馔，松黄暖夜杯。

相留笑孙绰，空解赋天台。

不知道你是否也曾见过一种绿色植物，长得像极了葱，味道也类似于葱，它也可以当作调味品来食用，但它确实不是葱，它的学名为薤白，属百合科葱属植物。《神农本草经》通过药物是否具有毒性而分上、中、下三品，薤白无明显毒副作用，应该也是可以列为上品的。

薤白，早在 1900 多年前《金匮要略》记载"治胸背痛，短气不得卧"，就是说心胸疼痛，疼痛或放射至背部，甚至难以平卧，抑或气短的症状明显，薤白均可凭借其温散的力量疏通血脉，疏散心胸部凝结不运之气。薤白的气味与大蒜相似，薤白本身包含了大蒜中的营养成分——大蒜素，可以治疗腹泻痢疾等症状。此外，薤白还有温通心阳的作用，具有很好的抗凝、抗血小板聚集功能，《本草纲目》记载，薤白"治少阴病厥逆泻痢及胸痹刺痛，下气散血，安胎"。痛位固定的刺痛，中医认为是气滞血瘀所致，薤白可下气散瘀，这一理论与现代的抗凝机制也是吻合的。

薤白味辛、苦，性温，归心、肺、胃、大肠经，具有通阳散结、行气导滞的功效，主治胸痹心痛、脘腹痞满胀痛、泻痢后重。辛开行滞，苦泄痰浊，温能散阴寒之凝结。临床上常与化痰散结、利气宽胸的瓜蒌配伍，如瓜蒌薤白白酒汤、瓜蒌薤白半夏汤及枳实薤白桂枝汤,皆为《金匮要略》的著名方剂。也可用于胃的气滞、泻痢后重,本品尚有行气导滞之功,临床可配伍柴胡、白芍、枳实等。

　　薤白似葱非葱,似蒜非蒜,生活中也是可以用来烹饪料理的调味品。这里介绍一道美食——蒜香水晶牛肉的做法:首先,将牛肉切成 0.5 cm 的厚片,抹上澄面,捶至松散;接着,牛肉下锅汆熟,10秒即可捞出,改成小片备用;最后,起锅热少量油,薤白爆香,加入小干葱和彩椒,用适量糖、盐调味,下入牛肉翻炒均匀即可出锅。这道菜没有用过多的油,有益于心脑血管,且用薤白代替了大蒜,在牛肉益气养胃功效的基础上,添加宽胸理气之功,这大概就是食疗药膳的奥妙所在,美食与健康相得益彰,甚是妙哉。儒家经典《尔雅》载:"茭,鸿薈。"注曰:"薤菜也。"又云:"薤鸿荟又云劲山。茎叶亦与家在相类而根长叶差大仅若鹿葱。体性亦与家薤同。然今少用蔬。虽辛而不荤五脏。故道家常饵之。兼补虚,最宜人。"看过这些,是不是想去采摘一些新鲜薤白呢?

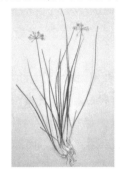 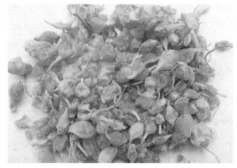

（孙景环）

《辛夷》

明·陈继儒

春雨湿窗纱，辛夷弄影斜。

曾窥江梦彩，笔笔忽生花。

　　春雨淅淅沥沥打湿了窗纱，伴随一缕轻风，树枝上站立着的辛夷花翩翩起舞，摇曳的身影散落一地，一阵花香沁人心脾，霎时间让人神清气爽。枝丫上的辛夷花一副奋发昂扬的姿态，透着一股向上的力量。我看辛夷花，它是孤傲的，如果说梅花的傲是不畏天寒地冻，以一身傲骨渲染雪白的冬，那么我窃以为辛夷花的傲便是即使与众芳齐放，但却独自向上，不与百花竞艳。无论白色、紫色、粉色，辛夷花都令人不甚欢喜，过目难忘。

　　纵使辛夷花在枝头冰清玉洁，傲视众芳，被岁月雕琢过的干燥花蕾茸毛密布，不甚暗淡，虽说两者相貌大相径庭，但是干燥的花蕾却是难得的好药材。《本草乘雅半偈》记载："植树四十年方实，孕萼历三季始开。"历经四季变化，吸收天地灵气。辛夷，味辛，性温，归肺、胃经，其气辛香能走窜，故可行于脏腑营卫、辛温解表，亦可驱寒，表证里证皆可用之。

　　早在《本草纲目》中记载："肺开窍于鼻，而阳明胃脉环鼻而上行，脑为元神之府，鼻为命门之窍；人之中气不足，清阳不升，则头为之倾，九窍为之不利。辛夷之辛温走气而入肺，能助胃中清阳上行通于天，所以能温中治头面目鼻之病。"辛夷亦能引诸经清阳上行于鼻，祛邪通窍止涕，凡诸鼻塞流涕、香臭不闻，皆宜用之。辛夷尚能生三焦营卫上升入脑，辛行散滞，温经通络，因此，治疗风寒头痛疗效确切。

临床上辛夷常用于风寒外感之鼻塞、流涕,取 3 ～ 10 g 入汤剂煎服便有不错疗效,需要注意的是辛夷表面有茸毛,易刺激咽喉,故内服宜用纱布包煎。历史上也有不少关于辛夷方剂的记载。《医方考》记辛夷汤,方中辛夷配伍川芎、防风、木通、细辛、藁本、升麻、白芷、甘草各等分,主治鼻生息肉、气息不通、香臭莫辨等症。《滇南本草》也有辛夷的用法:"治脑漏鼻渊、祛风,新瓦焙为末。治面寒痛、胃气痛,热酒服。"

此外辛夷也是一种鲜为人知的香料,辛夷的气味芳香,在烹饪鸡鸭肉、海鲜等食物时,添加少量辛夷就有很好的增香效果。

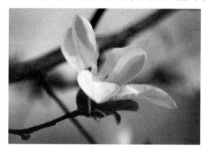 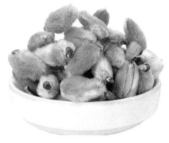

(孙景环)

《野菊》

宋·杨万里

未与骚人当糗粮，况随流俗作重阳。

政缘在野有幽色，肯为无人减妙香。

已晚相逢半山碧，便忙也折一枝黄。

花应冷笑东篱族，犹向陶翁觅宠光。

野菊，似菊而小的黄色小花，与菊花相比，它并不太引人注目，但诗人却赋予了它诗情画意。都说"真菊延龄，野菊泄人"，长久以来，野菊花在名声上都弱了菊花一筹，无论外表还是功效，野菊花似乎永远都被那些精心浇灌的菊花压得抬不起头。那么你可知野菊花的真正优点有哪些？

野菊味苦、辛，性寒，归肺、肝经。本品辛香轻散，苦寒清泄，甘而益养，疏散清降；入肺经，善疏散风热而清利头目；入肝经，善泄热益阴而平肝明目，兼清解热毒而治疮肿。野菊主治风热、肝热、热毒所致诸疾，临床常用于疔疮、痈疽、丹毒、湿疹、皮炎、风热感冒、咽喉肿痛、高血压病。脾胃虚寒者慎服。

配伍应用：

1. 治疔疮：野菊花根、菖蒲根、生姜各1两。水煎，水酒兑服。

2. 治痈疽疔肿，一切无名肿痛：方一，野菊花，连茎捣烂，酒煎，热服取汗，以渣敷之；方二，野菊花茎叶、苍耳草各一握，共捣，入酒一碗，绞汁服，取汗，以滓敷之。

3. 治瘰疬疮肿不破者：野菊花根，捣烂煎酒服之，仍将煎过菊花根为末敷贴。

4. 治湿疮：野菊花根、枣木。煎汤洗之。

5.治妇人乳痈:路边菊叶加黄糖捣烂,敷患处。

6.治蜈蚣咬伤:野菊花根,研末或捣烂敷伤口周围。

7.治白喉:方一,野菊1两,和醋糟少许,捣汁,冲开水漱口;方二,野菊叶和醋半匙,将野菊叶捣烂后,加白醋调匀涂在喉头。

8.预防及治疗疟疾:方一,鲜野菊揉烂,塞鼻。每天塞2小时,两鼻孔交替进行,连用3天;方二,鲜野菊1两,水煎服,连服3天。

花茶是现代人最喜爱的茶饮之一,野菊花茶是大家常饮用的一种茶类,特别是在夏季及较燥热的时候。它的主要功效是疏风清热、解毒明目。在现代药理当中,有一定的降血压和降血脂作用。平时感冒初期发热、怕冷、流鼻涕、头晕、喉咙疼或者有咳嗽、吐一些白色的黏痰症状,可以用开水泡一点点野菊花,记住一定要趁热喝,这样才能够达到发汗效果,可治愈感冒。同样它清热泻火,是一种非常好的饮品。比如上火早期导致的喉咙肿痛、口腔溃疡、轻度毛囊炎或者痤疮,平常可以适量地饮用一些野菊花茶,达到清热降火的效果。在办公室工作,经常使用电脑、手机,对眼睛会造成一些刺激,适当饮用野菊花茶,在很大程度上可缓解电子产品对人眼造成的不良影响。

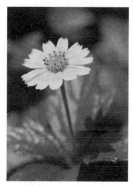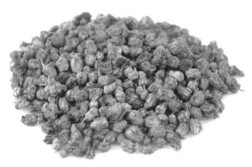

(孙景环)

《夜合花》

清·纳兰性德

阶前双夜合，枝叶敷花荣。

疏密共晴雨，卷舒因晦明。

影随筠箔乱，香杂水沉生。

对此能销忿，旋移迎小楹。

　　康熙二十四年五月二十三日，纳兰性德邀请好友梁佩兰、姜宸英、顾贞观、吴刘雯等在自家庭院中的渌水亭相聚。时值庭中的两棵夜合树繁花似锦，众人在觥筹交错之余，便以夜合花为题，各赋诗一首。写此诗时，纳兰性德已身患寒疾，曲终人散后，寒疾复发，迁延七日，竟溘然长逝，此后诗中所绘之夜合花，便成众人之谜题。

　　其原因是有夜合花之名的花至少有 3 种：一种是豆科属植物合欢花；一种是卫矛属的卫矛；还有一种是木兰属的夜香木兰。合欢盛夏开粉红花，其小叶相对而生，朝开暮合，故名"夜合"；卫矛初夏开小白花，昼开夜闭，故名"明开夜合"；夜香木兰夏季开花，晓开夜合，故亦有"夜合"之名。合欢的"夜合"是叶合，卫矛和夜香木兰的"夜合"是花合。那么，究竟哪一种是纳兰性德诗中所写的夜合花呢？

　　夜合花，花朵略呈伞形、倒挂钟形或不规则的球形，长 2～3 cm，直径 1～2 cm，表面为暗红色至棕紫色。萼片 3 片，长倒卵形，长约 1.5 cm，宽约 8 mm，两面有颗粒状突起。花瓣 6 片，倒卵形，卷缩，外列 3 片较大，长约 2 cm，宽约 1.2 cm，外表面基部显颗粒状突起，内表面光滑。质厚，坚脆。雄蕊多数，螺旋状排列，呈莲座状。雌蕊由 7～8 个心皮组成，离生，心皮狭长棱状，紫褐色或棕褐色,有小瘤状体。留存的花柄为黑褐色。气极,芳香,味淡。以花朵完整、芳香气浓者为佳。

夜合花生于常绿阔叶林中,花期在夏季,在广州几乎全年持续开花,果期在秋季,分布于我国广东、广西、福建、浙江、云南、台湾等地,华南各地多有栽培。在重庆读大学时,校园外的道路两旁种满夜合树,夏季花开时香气四溢,甚是好闻,加之树下常有几对情侣嬉戏,你侬我侬,让人顿时心生羡慕之情。对呀,那个时候的爱情不正像这夜合花一样愉悦、亲密吗?

夜合花在中医学中常被指为合欢皮,其不仅是跌打损伤良药,还有行气祛瘀、止咳止带之功效,用于胁肋胀痛、乳房胀痛、疝气痛、症瘕、失眠、咳嗽气喘、白带过多等多种疾病。《广东中药》记载:"治肝郁气痛。"《雷公炮制药性解》记载:"合欢皮,味甘性平,无毒,入心经,主五脏,利心志,杀诸虫,消痈肿,续筋骨,令人欢乐无怒,轻身明目。花主小儿撮口(脐风三证之一,以唇口收紧、撮如鱼口为特征,多由于断脐处理不善,风邪入侵所致),煎汤洗拭;跌打伤疼,热酒调下。"

中医认为,合欢味甘,何以独入心家? 乃《内经》所谓"以甘泻之"之说也,心之所胜,而痈疮诸患为之自愈矣。其叶细细相并,至夜至则合,又名夜合,似绒拂可爱,俗又谓之乌绒。所谓夜合之谜,不得而知。

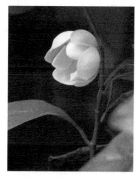
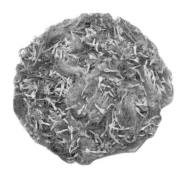

(孙景环)

《櫻桃花》

唐·元稹

樱桃花,一枝两枝千万朵。

花砖曾立摘花人,窣破罗裙红似火。

　　樱桃花别名莺桃,属蔷薇科落叶乔木果树——樱桃的花朵。俗话说"有果必须开花",樱桃花是樱桃果的前身,樱桃成熟时颜色鲜红,玲珑剔透,味美形娇,营养丰富,医疗保健价值颇高,又有"含桃"的别称。樱桃花在艳阳天即可张开,在非艳阳天合拢。

　　樱桃花味甘、微酸,性温,归脾、肝经,功效为补中益气、祛风胜湿,主治病后体虚气弱、气短心悸、倦怠食少、咽干口渴、风湿腰腿疼痛、四肢不仁、关节屈伸不利、冻疮。

　　日常生活中樱桃花晒干,泡茶饮用,可以起到保健作用,具有止咳、平喘、宣肺、润肠、解酒等功效。不仅如此,樱桃花更含有丰富的维生素,具有美容养颜、保持青春、强化黏膜、促进糖分代谢的功效。用樱桃花做面膜可祛黄除斑,做法为:准备樱桃花,取 7～10 片干净的樱桃花瓣,将它们卷在一起,切成小块。用少许矿泉水沾湿樱桃花瓣,花瓣放在化妆棉上,滴几滴水,把化妆棉对折包起花瓣,用擀面杖轻压纸巾直到稍微湿润。在碗里混合后放入 4 汤匙酸奶、1 汤匙蜂蜜和切碎、压扁的花瓣,均匀地捣成泥状。用小刷子将捣成泥状的面膜均匀地涂在脸上,敷 10 分钟后,轻轻按摩,用温水洗净。这个面膜自测效果挺不错的。

　　另外,还可以取适量樱桃及少许蜂蜜兑水制成樱桃花蜜,天然花香,气味怡人,色深偏红,性温和,可以使气色红润,补充血红蛋白,美化肌肤,宁心安神,促进睡眠。

目前很多人以为樱桃花就是樱花，其实两者从作用、花色、外观来看均有不同。樱桃花属蔷薇科，生长于北方，白色，樱桃花就是樱桃树开的花，樱桃花结的果就是我们平时吃的樱桃。而樱花属乔木，分布在中国西部、西南部地区以及日本和朝鲜，我国少数北方城市也有种植，颜色深红，分单双两种。樱花开花后不授粉，是不结果的，有较高的观赏价值。

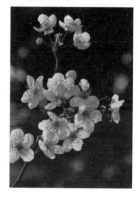 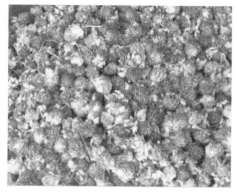

（孙景环）

《紫苏》

宋·章甫

吾家大江南,生长惯卑湿。 早衰坐辛勤,寒气得相袭。

每愁春夏交,两脚难行立。 贫穷医药少,未易办芝术。

人言常食饮,蔬茹不可忽。 紫苏品之中,功具神农述。

为汤益广庭,调度宜同橘。 结子最甘香,要待秋霜实。

作腐罂粟然,加点须姜蜜。 由兹颇知殊,每就畦丁乞。

漂流无定居,借屋少容膝。 何当广种艺,岁晚愈吾疾。

　　紫苏,一个富有诗情画意的名字,不禁让人联想到,一位身着淡紫色古装的姑娘在庭院中观赏花草的恬静模样。紫苏也确实有几分女子的清秀模样。紫苏叶背面是紫色,正面是绿色中带着紫色,见惯了翠绿色的叶子,这样别致的配色确实引人注目,花枝上下布满密密的柔毛,紫苏花花萼呈钟状,花冠有紫红色、白色或粉色,紫苏的香味很浓郁,香气主要来源于叶片。

　　如此特别的植物,一身都是宝,均可入药。紫苏梗,即紫苏茎,味辛、甘,性微温,归肺、脾、胃经,功效为行气和中、宽胸利膈、顺气安胎,用于胸胁痞闷、胀痛、妊娠呃逆、胎动不安等症。紫苏叶与紫苏梗均属辛温之品,而紫苏叶擅散寒解表,理气和中,又可解鱼蟹中毒。紫苏的干燥成熟果实,称为紫苏子,同为辛温之品,归肺、大肠经,功效为降气消痰、润肠,临床上用于痰壅气逆、咳嗽气喘、肠燥便秘等症。紫苏全草可蒸馏紫苏油,种子出的油也称苏子油,现代研究表明苏子油具有保肝、抗血栓、降血脂、降血压、保护视力的作用,并对过敏反应及炎症有一定的抑制作用。紫苏可发散风寒,但其作用逊于麻黄、桂枝,故适用于外感风寒之轻症状。

《神农本草经》将紫苏列为上品。《日华子本草》也有记载，紫苏"主调中，益五脏，下气，止霍乱、呕吐、反胃，补虚劳，肥健人，利大小便，破症结，消五膈，止咳，润心肺，消痰气"。

紫苏不仅是一味良药，还是餐桌上一道美味，紫苏的味道和薄荷近似，有特别的清香，不仅闻起来令人心旷神怡，而且吃起来也比较清凉。难怪李时珍形容紫苏："苏从稣，舒畅也。苏性舒畅，行气活血，故谓之苏。"食用时可以加入一些调味品将其凉拌，也可以将其入粥熬煮，或在烹饪鱼蟹之品时加几片紫苏叶，一来增香，二来可去蟹类之寒凉，实属佳配。秋冬寒凉之时，可将晒干的紫苏叶搭配生姜切成细丝，加入开水冲泡，然后饮用，实乃驱寒良品。单用紫苏叶，少量洗净，放入杯内用开水冲泡，再放入白糖当茶饮，也可预防感冒，治疗胸腹胀满等病症。另外，我国南方很多地区在泡菜坛子里放入紫苏叶或紫苏梗，可以防止泡菜液中产生白色的菌膜。

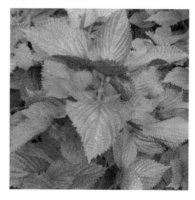 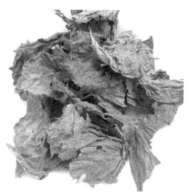

（孙景环）

《怀用修仁甫》

明·张含

廿年踪迹遍雕题，传道重游洱水西。

离梦独牵张半谷，风流惟共李中溪。

郑玄耐可笺浮蚁，王勃何须檄斗鸡。

紫菀丹丘曾有约，赤松黄石肯相携。

紫菀，菊科植物，春生冬枯，秋季绽放，是菊花的观赏品种之一。紫菀株型十分美观，花色一般是淡淡的紫色，散发一种洁净淡雅的气质，花瓣不大，却透着精致雅韵，除了大型园林专门养殖供人们观赏之外，很多人也愿意将其养在家中。关于紫菀花，也有凄美的爱情故事。相传紫菀花是痴情女子所化，为了早卒的爱人，在秋末静静开着紫色的小花等待爱人漂泊的灵魂。另一个传说是死去的人为了告慰爱人，在秋天的时候，坟墓的周围就会盛开淡紫色的小花，活着的爱人看着这小花，就像见到曾经的爱人一样，沉浸在美好的回忆中。这大概也是紫菀花的花语——回忆、真挚的爱的来历吧。

紫菀入药首载于《神农本草经》，"主咳逆上气，胸中寒热结气"，列为中品，根茎入药，它的根茎短，却密生多数细根，根皮呈紫红色，味辛、苦，性温，归肺经，有温肺、下气、消痰、止咳的功效，常用于治风寒、咳嗽、气喘、虚劳咳吐、脓血、喉痹、小便不利等症。

紫菀的临床应用，诸多医家也都有记载，《本草经疏》记载："紫菀，观其能开喉痹，取恶涎，则辛散之功烈矣，而其性温，肺病咳逆喘嗽，皆阴虚肺热证也，不宜专用及多用，即用亦须与天门冬、百部、麦冬、桑白皮苦寒之药参用，则无害。"本品长于润肺下气，开肺郁,化痰浊而止咳。无论外感、内伤、病程长短、寒热虚实,皆可用之。但其辛散之功烈,而肺为娇脏,肺病咳嗽喘逆,多为阴虚肺热,故临床应用时需注意配伍应用,比如可配伍天门冬、百部、麦冬、桑白皮等苦寒之品。

常用方剂止嗽散(出自《医学心悟》),方中配伍百部、白前、桔梗、荆芥、陈皮、甘草,功效为宣利肺气、疏风止咳。本方治证为外感咳嗽或久咳不止者。方中紫菀、百部为君药,两药味苦,都入肺经,其性温而不热,润而不腻,皆可止咳化痰,对新久咳嗽都能使用。桔梗味苦辛而性平,善于开宣肺气;白前味辛、甘性亦平,长于降气化痰,两者协同,一宣一降,以复肺气之宣降,增强君药止咳化痰之力,为臣药。荆芥味辛而微温,疏风解表,以祛在表之余邪;陈皮理气化痰,均为佐药。甘草调和诸药。对于新久咳嗽、咯痰不爽者,加减运用得宜,均可获效。

另《长白山植物药志》也记录紫菀:"地上部分可用于治疗淋巴结结核,湿疹,咳嗽和关节疼痛。花可治疗胃肠道疾病及某些皮肤病。"

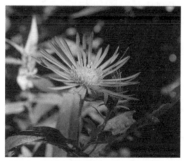 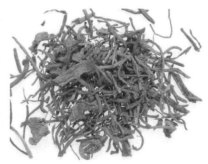

(孙景环)

《怀古呈通守郑定斋　其四》

宋·王柏

北方有大井,深潜几万寻。

煎为东阿胶,莹彻如球琳。

持此一寸微,可救千丈浑。

世道一以浊,贪风方襄陵。

谁能汲此水,净涤四海心。

阿胶,别名傅致胶、盆覆胶、驴皮胶,为马科驴属动物驴的皮经煎煮、浓缩制成的固体胶。将驴皮漂泡,去毛,切成小块,再漂泡洗净,分次水煎,滤过,合并滤液,用文火浓缩(可分别加入适量的黄酒、冰糖和豆油)至稠膏状,冷凝,切块,阴干。阿胶呈长方形或丁块状,长约 8 cm、宽约 4 cm、厚约 0.7 cm,表面为黑色或黑褐色,光滑,有油润光泽,对光照视呈半透明的棕红色,质坚脆,易碎,断面棕褐色,具玻璃样光泽,气微,味微甘,主产于我国山东、浙江。阿胶以山东的最为著名,浙江产量最大。

阿胶味甘,性平,归肺、肝、肾经。阿胶具有促进造血、增强免疫、抗辐射损伤和抗休克功能,能提高耐缺氧、耐寒冷、抗疲劳能力,促进凝血,增加钙的摄入量,对肌肉萎缩有预防和改善作用,有增加智力、加速生长发育、延缓衰老等作用,临床上常用于补血、滋阴、润燥、止血。治疗血虚萎黄、眩晕心悸、肌痿无力、心烦不眠、虚风内动、肺燥咳嗽、劳嗽咯血、吐血尿血、便血崩漏、妊娠胎漏等。

具体配伍及功效如下:

1. 治出血而致血虚:可单用本品即有效,亦常与熟地、当归、芍药等同用,如阿胶四物汤。

2. 治气虚血少之心动悸、脉结代：与桂枝、甘草、人参等同用，如炙甘草汤。

3. 治妊娠尿血：可单味炒黄为末服。

4. 治阴虚血热吐衄：常配伍蒲黄、生地黄等药。

5. 治肺破嗽血：配人参、天冬、白及等药，如阿胶散。

6. 治血虚血寒之崩漏下血等：可与熟地、当归、芍药等同用，如胶艾汤。

7. 治脾气虚寒便血或吐血等：与白术、灶心土、附子等同用，如黄土汤。

8. 治肺热阴虚、燥咳痰少、咽喉干燥、痰中带血：常与马兜铃、牛蒡子、杏仁等同用，如补肺阿胶汤。

9. 治燥邪伤肺、干咳无痰、心烦口渴、鼻燥咽干等：可与桑叶、杏仁、麦冬等同用，如清燥救肺汤。

10. 治热病伤阴、肾水亏而心火亢、心烦不得眠：常与黄连、白芍等同用，如黄连阿胶汤。

11. 治温热病后期、真阴欲竭、阴虚风动、手足瘛疭：与龟甲、鸡子黄等养阴息风药同用，如大、小定风珠。

除此以外，阿胶还是一种养生佳品。此处推荐如下阿胶配方：

1. 阿胶 250 g，水炖后加冰糖蒸 1 小时，分 3～4 次服用，治疗月经不调。

2. 阿胶 50 g，炖服，治疗产后便秘。

3. 阿胶 10 g，黄连 6 g，鸡子黄 1 个，黄芩、白芍 3 g，滋阴清热，治疗心烦失眠。

4. 阿胶 500 g，黄酒 750 毫升，加冰糖、核桃、黑芝麻、龙眼肉浸泡 24 小时，隔水蒸炖 3～4 小时。再加大枣搅拌后蒸 1 小时。离火待冷，每日 2 次，每服半匙(10 g)，开水冲服。忌茶、萝卜。冬季进补，大有好处。

5. 阿胶 10 g，熟地黄、黄芪各 12 g，水煎服，治疗血虚所致的贫血、眩晕、心悸。

6.阿胶、炒蒲黄各 10 g,白茅根 15 g,水煎服,治疗尿血、便血。

7.阿胶、黄芪各 15 g,水煎服;或复方阿胶浆,每日 2 次,每服 10~20 mL,治疗白细胞减少症。

阿胶虽好,但不可贪嘴,尤其是脾胃虚弱、消化不良者需慎服。

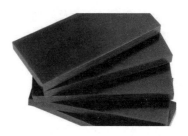

(孙景环)

《夏日幽居》

清·黄凯钧

白芨花残半夏生,经时不向市中行。

一双啄木忽飞至,和我山房捣药声。

白芨,别名白根、地螺丝、白鸡儿、白鸡娃、连及草、羊角七,为兰科植物白及的干燥块茎,夏、秋二季采挖,除去须根,洗净,置沸水中煮或蒸至无白心,晒至半干,除去外皮,晒干。质坚硬,不易折断,断面类白色,角质样;无臭,味苦,嚼之有黏性。白芨生长于山野川谷较潮湿处,分布于我国河南、陕西、甘肃、山东、安徽、江苏、浙江、福建、广东、广西、江西、湖南、湖北、四川、贵州、云南等地。

白芨性味苦、甘、涩,微寒,归肺、肝、胃经,具有收敛止血、消肿生肌的功效,属止血药下属分类的收敛止血药,临床上常用于补肺、止血、消肿、生肌、敛疮,治疗肺伤咳血、衄血、金疮出血、痈疽肿毒、溃疡疼痛、汤火灼伤、手足皲裂等。

具体功效如下:

1. 治疗肺结核:经抗痨药治疗无效或疗效缓慢的各型肺结核,加用白芨后能收到较好效果。有人认为,白芨疗法对以酪性病变为主的浸润型肺结核疗效较好;在症状方面对咳嗽、咳血等治疗效果比较明显。用法用量:研粉内服,成人每日 6～30 g,一般用 12～18 g,3 次分服,可连服数月,最多可服至 2 年。

2. 治疗百日咳:白芨粉内服,剂量为 1 岁以内 0.1～0.15 g/kg 体重,1 岁以上 0.2～0.25 g/kg 体重。

3. 治疗支气管扩张:成人每次服白芨粉 2～4 g,每日 3 次,3 个月为一疗程。

4. 治疗硅肺：每次服白及片 5 片（每片含原药 1 分），每日 3 次。

5. 治疗胃、十二指肠溃疡出血：成人服白及粉每次 1~2 钱，每日 3~4 次。

6. 治疗胃、十二指肠溃疡急性穿孔：在严格规定的指征下，白及疗法可能使某些患者免去手术，获得穿孔治愈的效果。

7. 治疗结核性瘘管：用白及粉局部外敷，根据分泌物多少每日敷药 1 次或隔日 1 次，分泌物减少后可改为每周 1 次或 2 次。通常敷药 15 次左右即渐趋愈合。药粉须送入瘘管深部并塞满，如瘘管口狭小可先行扩创，清除腐败物。实践证明，白及外敷具有吸收与排出局部分泌物、恢复与增强机能、促进肉芽组织新生、清洁伤口、加速愈合等作用。

8. 治疗烧伤及外科创伤：取新鲜白及削去表皮，用灭菌生理盐水洗净，按 1∶10 比例加入无菌蒸馏水，冷浸 1 夜，至次日加热至沸，经灭菌处理的 4 号玻璃漏斗减压过滤。滤液分装于安瓿或玻瓶内，熔封。15 磅高压蒸气灭菌 30 分钟，即成为白及胶浆。凡占体表面积约 20% 以内的局部外伤或第一、二度烧伤，均可应用白及胶浆涂敷治疗。涂药前，先以生理盐水作创面清理；涂药后用凡士林纱布覆盖，包扎固定。如无严重感染，可在 5~7 日后换敷。对感染创面需隔日换药 1 次。白及胶浆用于一般外科创伤及烧伤。

9. 治疗肛裂：取白及粉用蒸馏水配成 7%~12% 的液体。待溶解后稍加温，静置 8 小时，过滤，成为黄白色胶浆。每 100 mL 胶浆中加入石膏粉 100 g，搅匀，高压消毒，便成白及膏。用药前先以温水或淡高锰酸钾液行肛门坐浴，然后用无齿镊夹白及膏棉球从肛门插入约 2 cm，来回涂擦 2~4 次，取出。再用一个白及膏棉球留置于肛门内 2~3 cm 处，另取一个白及膏棉球放在肛裂创面，将涂有白及膏的纱布块敷于肛门，用胶布固定。每天换药 1 次，全疗程

10～15日。如第一日治疗不能往内塞药时,可先用多量白芨膏敷于肛门处;第二日肛门括约肌松弛,棉球便可顺利塞入并来回涂擦。

白芨功效虽多,但外感咳血,肺痈初起及肺胃有实热者忌服。

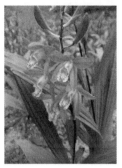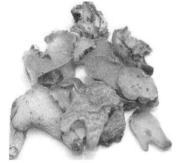

（孙景环）

《桐庐方正父家藏唐翰林画白芍药予来领郡事因》

宋·范仲淹

治乱兴衰甚可嗟,徒怜水调诉荣华。

开元盛事今何在,尚有霓裳寄此花。

白芍,别名芍药,为毛茛科植物芍药的干燥根。夏、秋二季采挖,洗净,除去头尾及细根,置沸水中煮后除去外皮或去皮后再煮,晒干,表面类白色或淡红棕色,光洁或有纵皱纹及细根痕,偶有残存的棕褐色外皮。质坚实而重,不易折断,断面较平坦,类白色或微带棕红色,形成层环明显,射线呈放射状。白芍生于山坡、山谷的灌木丛或草丛中,主要分布在我国黑龙江、吉林、辽宁、河北、河南、山东、山西、陕西、内蒙古等地,各地均有栽培。

白芍味苦、酸,性微寒,有毒,归肝、脾经,功效为柔肝止痛、养血调经、敛阴止汗、平抑肝阳,主治血虚萎黄、月经不调、自汗、盗汗、胁痛、腹痛、四肢挛痛、头痛眩晕,属补虚药下属分类的补血药。药理研究表明,白芍有解痉、镇痛、抗炎、抗心肌缺血等药理作用。其应用较广泛,有的学者认为许多作用类似人参。野生品种与栽培品种作用相似。对中枢有抑制作用,可解热降温、镇静催眠,具有解痉、抗炎、抗溃、增强细胞免疫和体液免疫、扩张血管、增加血流量、耐缺氧、降血压、抑制血小板凝集、抗菌、保肝、抗诱变抗肿瘤、抑制肥大细胞组织胺释放、神经接头去极化等作用。

白芍与其他中药配伍使用,具有更多的功效:

1. 治妇人胁痛:香附子四两(黄子醋二碗,盐一两,煮干为度)、肉桂、延胡索(炒)、白芍,为细末,每服二钱,沸汤调,无时服。

2. 治下痢便脓血,里急后重,下血调气:白芍一两,当归半两,黄连半两,槟榔、木香二钱;甘草二钱(炒),大黄三钱,黄芩半两,官桂二钱半。上细切,每服半两,水二盏,煎至一盏,食后温服。

3.治妇人怀妊腹中疠痛:当归三两,白芍一斤,茯苓四两,白术四两,泽泻半斤,芎䓖半斤(一作三两)。上六味,杵为散。取方寸匕,酒和,日三服。

4.治产后血气攻心腹痛:白芍二两,桂(去粗皮)、甘草(炙)各一两。上三味,粗捣筛,每服三钱匕,水一盏,煎七分,去滓,温服,不拘时候。

5.治痛经:白芍二两、干姜八钱,共为细末,分成八包,月经来时,每日服一包,黄酒为引,连服三个星期。

6.治妇女赤白下,年月深久不差者:白芍三大两、干姜半大两,细锉,熬令黄,捣下筛,空肚,和饮汁服二钱匕,日再。

7.治金疮血不止,痛:白芍一两,熬令黄,杵令细为散。酒或米次下二钱,并得。初三服,渐加。

8.治脚气肿痛:白芍六两、甘草一两,为末,白汤点服。

9.治风毒骨髓疼痛:白芍二分、虎骨一两(炙),为末,夹绢袋盛,酒三升,渍五日。每服三合,日三服。

白芍虽好,但虚寒腹痛泄泻者需慎服。

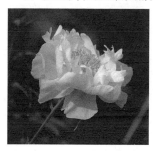
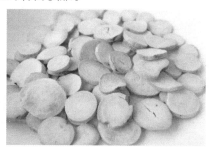

(孙景环)

《采白术》

宋·梅尧臣

吴山雾露清,群草多秀发。

白术结灵根,持锄采秋月。

归来濯寒涧,香气流不歇。

夜火煮石泉,朝烟遍岩窟。

千岁扶玉颜,终年固玄发。

曾非首阳人,敢慕食薇蕨。

白术,别名于术、冬术、浙术、山蓟、山精,为菊科植物白术的干燥根茎,冬季下部叶枯黄、上部叶变脆时采挖,除去泥沙,烘干或晒干,再除去须根。白术为不规则的肥厚团块,长3~13 cm,直径1.5~7 cm,表面为灰黄色或灰棕色,有瘤状突起及断续的纵皱纹和沟纹,并有须根痕,顶端有残留茎基和芽痕;质坚硬不易折断,断面不平坦,黄白色至淡棕色,有棕黄色的点状油室散在;烘干者断面角质样,色较深,有裂隙。白术气清香,味甘、微辛,嚼之略带黏性,原生于山区丘陵地带,野生种在原产地几乎绝迹,现广为栽培,我国浙江、安徽、江苏、福建、江西、湖南、湖北、四川、贵州等地均有,其中,浙江嵊县、新昌地区产量最大;于潜(现杭州市临安区)所产品质最佳,特称为"于术"。

白术味苦、甘,性温,归脾、胃经,功效为补脾、益气、燥湿利水、止汗、安胎,主治脾胃气弱、不思饮食、倦怠少气、虚胀、泄泻、痰饮、水肿、黄疸、湿痹、小便不利、头晕、自汗、胎气不安等。根据药理研究,白术对小鼠艾氏腹水癌、淋巴肉瘤腹水瘤及人109食管癌都有显著的抑制作用;对胃肠系统有双向调节作用,能抗胃溃疡;此外,还有解痉、保肝、抗菌等药理作用。

白术与其他中药配伍使用,也能治疗诸多疾病:

1.治脾虚胀满:白术60 g、橘皮120 g,为末,酒糊丸,梧桐子大,每食前木香汤送下三十丸。

2.治痞,消食,强胃:白术60 g、枳实(麸炒黄色,去穗)30 g,上同为极细末,荷叶裹烧饭为丸,如梧桐子大。每服五十丸,多用白汤下,无时。

3.治自汗不止:白术末,饮服方寸匕,日二服。

4.治风瘙瘾疹:白术末,酒服方寸匕,日三服。

5.治嘈杂:白术(土炒)120 g、黄连(姜汁炒)60 g,上为末,神曲糊丸,黍米大。每服百余丸,姜汤下。

白术与苍术,古时统称为"术",后世逐渐分别入药。二药均具有健脾与燥湿两种主要功效。然白术以健脾益气为主,宜用于脾虚湿困而偏于虚证者;苍术以苦温燥湿为主,宜用于湿浊内阻而偏于实证者。此外,白术还有利尿、止汗、安胎之功,苍术还有发汗解表、祛风湿及明目的作用,分别还有其相应的主治病症。

白术作用颇多,但是阴虚内热、津液亏耗者慎服;内有实邪壅滞者禁服。

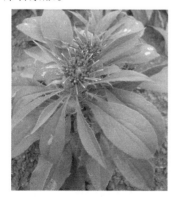 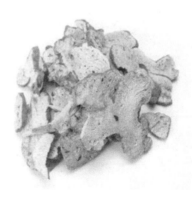

(孙景环)

《拾柏子》

宋·杨万里

皱壳倾来紫麦新,中藏琼米不胜珍。

胡桃松实何曾吃,却嚼秋风柏子仁。

柏子仁,别名柏实、柏子、柏仁、侧柏子,为柏科植物侧柏的干燥成熟种仁,秋、冬二季采收成熟种子,晒干,除去种皮,收集种仁。本品呈长卵形或长椭圆形,长 4 ~ 7 mm、直径 1.5 ~ 3 mm,表面为黄白色或淡黄棕色,外包膜质内种皮,顶端略尖,有深褐色的小点,基部钝圆,质软,富油性,气微香,味淡,生于湿润肥沃地,石灰岩石地也有生长,分布于东北南部,经华北向南过广东、广西北部,西至陕西、甘肃,西南至四川、云南、贵州等地。

柏子仁味甘,性平,归心、肾、大肠经。柏子仁单方注射液可使猫的慢波睡眠深睡期明显延长,并有显著恢复体力的作用,临床上常用于心悸失眠。本品味甘质润,药性平和,主入心经,具有养心安神之功效;质润,富含油脂,有润肠通便之功效;甘润,可滋补阴液,还可治阴虚盗汗、小儿惊痫等。西医诊为失眠、心绞痛、便秘等属血虚者,盗汗、小儿癫痫、新生儿痉挛等属阴虚者。

此外,柏子仁同其他中药配伍使用,也能发挥诸多作用:

1. 柏子仁配蛤蚧:柏子仁养心血,安心神;蛤蚧益精血,温肾助阳。两药合用,增强养精孕育之功。适用于精血不足之不孕。

2. 柏子仁配侧柏叶:柏子仁滋养阴血通心脉;侧柏叶收敛心神,清心凉血。两药合用,轻养轻清轻敛,不滞腻不苦寒闭遏。适用于心阴心血不足、虚烦不寐。

3. 柏子仁配龙眼肉:柏子仁柔润,养心血安心神;龙眼肉补心脾养血安神。两药合用,相得益彰,增强补益心脾、安神宁心之功。

适用于心脾阴血不足之心悸怔忡、虚烦不眠、头晕等。

4.柏子仁配当归:当归甘补辛散,温润活血;柏子仁养血润燥。两药辛甘合用,既养血柔润肝体,又辛香通达肝络,辛不燥血,润不碍络,相辅相成。用于肝血虚涩、脉络不畅、胸胁痛、多梦虚烦寐差、心悸不眠;另可用于血虚或挟瘀之闭经,每为要药。

5.柏子仁配五味子:柏子仁养心神;五味子敛心气。二者相须为用,养心安神,敛阴气而止汗。适用于虚烦不寐、怔忡、心悸及阴虚盗汗等。

6.柏子仁配火麻仁:两药都能润肠通便,相须为用,其效更好。适用于治老年人及产后肠燥便秘。

柏子仁功效虽多,但便溏及痰多者忌服。

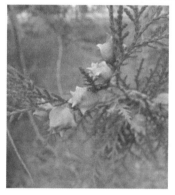 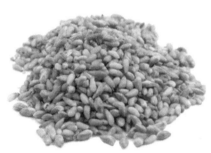

(孙景环)

《贝母》

魏晋·张载

贝母阶前蔓百寻，双桐盘绕叶森森。

刚强顾我蹉跎甚，时欲低柔惊寸心。

贝母,别称川贝、勤母、苦菜、苦花、空草、药实,为百合科贝母属多年生草本植物。本品鳞茎呈圆锥形,茎直立,高 15 ~ 40 cm。叶 2 ~ 3 对,常对生,少数在中部间有散生或轮生,呈披针形至线形,先端稍卷曲或不卷曲,无柄。花单生茎顶,钟状,下垂,每花具狭长形叶状苞片 3 枚,先端多少弯曲成钩状。花被片 6,通常紫色,较少绿黄色,具紫色斑点或小方格,蜜腺窝在北面明显凸出;蒴果具 6 纵翅。花期 5—7 月,果期 8—10 月。贝母以排水良好、土层深厚、疏松、富含腐殖质的沙壤土种植为好,产于我国青海、四川、云南、陕西秦巴山区、甘肃等。按产地不同,贝母可分为川贝母、浙贝母、土贝母、伊贝母。

贝母是止咳良药,有名的成药很多,例如川贝枇杷止咳露、川贝秋梨膏等,许多患者还自己去药店买来炖梨吃。常用的贝母包括川贝母、浙贝母和土贝母三种,其名字虽然相似,但功效却大不相同,购买时需加以注意。

川贝母,味甘、苦,性微寒,归心、肺经,止咳化痰之效较强,功能润肺,临床常与沙参、麦冬、天冬、桑叶、菊花等配伍,用于热痰、燥痰、肺虚劳嗽、久嗽、痰少咽燥、痰中带血以及心胸郁结、肺痿、肺痈等病症的治疗,但属寒痰、湿痰者则应禁用。目前已有服用川贝母出现过敏的报道,因此,过敏体质者应慎用。现代药理研究证实,川贝母含有川贝母碱等多种生物碱,川贝母碱有降低血压、兴奋子宫等多种药理作用。

　　浙贝母,味苦而性寒,入心、肺经,功能解毒,临床常与元参、牡蛎、蒲公英、天花粉、连翘、薏苡仁、鱼腥草、鲜芦根、夏枯草、海藻、昆布、莪术等配伍,用于痰热郁肺的咳嗽及痈毒肿痛、瘰疬未溃等病症的治疗;与乌贼骨、煅瓦楞子、白及、黄连、吴茱萸、竹茹、清半夏等配伍可治胃痛、反酸、烧心。现代药理研究证实,浙贝母含有浙贝母碱等多种生物碱,浙贝母碱具有缓解支气管平滑肌痉挛、减少支气管黏膜分泌、扩大瞳孔、降低血压、兴奋子宫等多种药理作用。

　　土贝母,味苦、性寒,具有较强的抗炎、抗病毒及抗肿瘤的作用,常与其他清热解毒药物配伍使用,能治疗乳腺炎、结核、皮肤肿烂等疾病。此外,本品还有一定的杀精作用。因此,备孕的男性应该慎重选用。

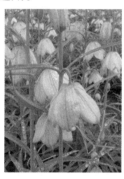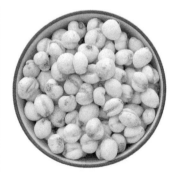

（孙景环）

《食槟榔》

宋·苏轼

月照无枝林,夜栋立万础。眇眇云间扇,荫此九月暑。

上有垂房子,下绕绛刺御。风欺紫凤卵,雨暗苍龙乳。

裂包一堕地,还以皮自煮。北客初未谙,劝食俗难阻。

中虚畏泄气,始嚼或半吐。吸津得微甘,著齿随亦苦。

面目太严冷,滋味绝媚妩。诛彭勋可策,推毂勇宜贾。

瘴风作坚顽,导利时有补。药储固可尔,果录讵用许。

先生失膏粱,便腹委败鼓。日啖过一粒,肠胃为所侮。

蛰雷殷脐肾,藜藿腐亭午。书灯看膏尽,钲漏历历数。

老眼怕少睡,竟使赤眦努。渴思梅林咽,饥念黄独举。

奈何农经中,收此困羁旅。牛舌不饷人,一斛肯多与。

乃知见本偏,但可酬恶语。

　　槟榔,别名榔玉、宾门、青仔、国马、槟楠、尖槟、鸡心槟榔,为棕榈科植物槟榔的干燥成熟种子。春末至秋初采收成熟果实,用水煮后,干燥,除去果皮,取出种子,干燥。本品呈扁球形或圆锥形,高 1.5～3.5 cm,底部直径 1.5～3 cm,表面淡黄棕色或淡红棕色,具稍凹下的网状沟纹,底部中心有圆形凹陷的珠孔,其旁有明显的疤痕状种脐,质坚硬,不易破碎,断面可见棕色种皮与白色胚乳相间的大理石样花纹。槟榔均为栽培,分布于我国广东、海南、福建、台湾、广西等地。

　　槟榔味苦、辛,性温,归胃、大肠经,功效为杀虫消积、降气、行水、截疟,主要用于绦虫、蛔虫、姜片虫病,虫积腹痛,积滞泻痢,里急后重,水肿脚气,疟疾等症的治疗。

槟榔的临床应用:

1.治疗绦虫病:槟榔对猪肉绦虫治愈率达90%;对短小绦虫的疗效,文献报告不一;对阔节裂头绦虫,报告虽均为个别病例,但均获治愈;对牛肉绦虫,疗效较差,治愈率一般在30%~50%,如与南瓜子合并应用,则疗效可大大提高,治愈率为90%~95%或以上。一般采用煎剂口服。常用量为60~100 g。槟榔与南瓜子合并应用,不但对牛肉绦虫效果显著,而且对短小绦虫亦可提高疗效。副作用有恶心、呕吐、腹痛及头昏、心慌,亦可引起呕血或肠阻塞。

2.治疗姜片虫病:一般服药后1~3小时即可排出虫体。最快者为15~40分钟。药物制备与用法大体与治疗绦虫病相同。除采用单味煎剂外,尚可配合乌梅、甘草使用,如配合牵牛子研末内服,其疗效优于单味煎剂。

3.治疗鞭虫病:槟榔切片或打碎,取100 g,加水500 mL浸渍12小时以上,再煎至100~200 mL,分成2~3等份于清晨空腹时分次服下,以防呕吐。服药前1日先服硫酸镁20~30 g,服药后经3小时不泻者可再服硫酸镁1次。也有主张服药前后不服泻剂的。服药1次无效者,5日后可再服1次。

4.治疗蛲虫病:成人用3~4两;5~7岁儿童用25~30 g。水煎清晨空腹1次服,3日后再服1次。

5.治疗钩虫病:有效率一般在55%或以上,最高可达91%,低至32%。槟榔用量一般为100~125 g。槟榔煎浓加糖调味可防止恶心、呕吐等副作用。肝脏有实质病变,肝功能减退时不宜服用。

6.治疗蛔虫病:有效率为40%~68%。大多数于服药后24小时内排虫。用法为以新鲜槟榔切片作煎剂,14岁以上人群用量60~90 g,10~13岁人群用量50 g,7~9岁人群用量40 g。煎液可1次服完,或分3次于半小时内服完。

7.治疗青光眼:用槟榔片制成1:1滴眼液,每5分钟滴1次,共6次,随后30分钟1次,共3次,以后按病情每2小时滴1次。眼压控制在正常范围后,每日滴2~3次,每次1~2滴,以防复发。对急慢性青光眼有缩瞳、降眼压作用。控制眼压效果较毛果芸香碱为优，而缩瞳作用比毛果芸香碱维持时间短。刺激性较毛果芸香碱稍大，一般点药后均有轻度疼痛和结膜充血，几分钟后可完全消失。

　　槟榔作用虽多，但气虚下陷者禁服。过量服用槟榔会引起流涎、呕吐、利尿、昏睡及惊厥等症状。

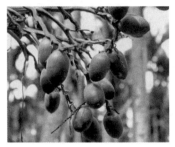 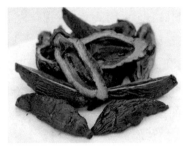

（孙景环）

《高粹送糟蟹破故纸芽口占以谢》

宋·洪咨夔

无肠公子醉乡徒,风味元来蜀似吴。

便好挂门驱瘧鬼,不须诗咏血模糊。

蒲笋新芽补骨脂,雨痕照眼碧离离。

功於枸杞庵摩似,不是山人底得知。

补骨脂,别名破故纸、胡韭子、婆固脂、补骨鸱、黑故子,为豆科植物补骨脂的干燥成熟果实。秋季果实成熟时采收果序,晒干,搓出果实,除去杂质。本品呈肾形,略扁,长 3～5 mm、宽 2～4 mm、厚约 1.5 mm,表面黑色、黑褐色或灰褐色,具细微网状皱纹。顶端圆钝,有一小突起,凹侧有果梗痕。质硬。果皮薄,不易与种子分离;种子 1 枚,子叶 2,黄白色,有油性。补骨脂生于山坡、溪边或田边,栽培或野生,分布于河南、安徽、广东、陕西、山西、江西、四川、云南、贵州等地。

补骨脂味辛、苦,性温,归肾、脾经,功效为温肾助阳、纳气、止泻,属补虚药下属分类的补阳药。它能扩张冠状动脉,兴奋心脏,提高心脏功率;能收缩子宫及缩短出血时间,减少出血量;抗早孕和有雌激素样作用;有致光敏作用,内服或外涂皮肤,经日光或紫外线照射,可使局部皮肤色素沉着。除此以外,尚有抗肿瘤、抗衰老、抑菌、杀虫及雌激素样作用。因此,临床上常用于补肾助阳,主治肾虚冷泻、遗尿、滑精、小便频数、阳痿、腰膝冷痛、虚寒喘嗽等。外用治白癜风、斑秃。

此外,补骨脂还可与其他中药配伍使用:

1. 治脾肾虚弱,全不进食:补骨脂 120 g(炒香)、肉豆蔻 60 g

(生)。上为细末,用大肥枣49个、生姜120 g,切片同煮,枣烂去姜,取枣剥去皮核用肉,研为膏,入药和杵,丸如梧桐子大。每服30丸,盐汤下。

2. 治赤白痢及水泻:补骨脂一两(炒香熟),罂粟壳四两(去穰、顶蒂,新瓦上熆燥)。上二味,为细末,炼蜜为丸如弹子大。每服一丸,水一盏化开,姜二片,枣一个,煎取七分,如小儿分作四服。

3. 治小儿遗尿:补骨脂一两(炒)。为末,每服一钱,热汤调下。

4. 治男子女人五劳七伤,下元久冷,乌髭鬓,一切风病,四肢疼痛,驻颜壮气:补骨脂一斤,酒浸一宿,放干,却用乌油麻一升和炒,令麻子声绝即簸去,只取补骨脂为末,醋煮面糊丸如梧子大。早晨温酒、盐汤下29丸。

5. 治下元虚败,脚手沉重,夜多盗汗:补骨脂四两(炒香),菟丝子四两(酒蒸),胡桃肉一两(去皮),乳香、没药、沉香(各研)三钱半。炼蜜丸如梧子大。每服二三十丸,空心盐汤温酒吞下,自夏至起,冬至止,日一服。

6. 定心,补肾:补骨脂二两(隔纸炒令香熟),白茯苓一两(去皮)。上二味为细末,用没药半两,捶破,以无灰酒浸,高没药一指许,候如稠饧状,搜前二味,丸如梧桐子大。每服30丸或50丸,随食汤下;如没药性燥难丸,再以少酒糊同搜丸,食前服。

7. 治肾气虚冷,小便无度:补骨脂(大者盐炒)、茴香(盐炒)。上等分为细末,酒糊为丸如梧桐子大。每服50丸或100丸,空心温酒、盐汤下。

8. 治打坠腰痛,瘀血凝滞:补骨脂(炒)、茴香(炒)、辣桂等分。为末,每热酒服二钱。

9. 治腰疼:补骨脂为末,温酒下三钱匕。

10. 治肾气虚弱:胡桃(去皮膜)二十个,蒜(熬膏)四两,补骨脂八两(酒浸炒),杜仲十六两(去皮,姜汁浸炒),上为细末,蒜膏为丸。每服30丸,空心温酒下;妇女淡醋汤下。常服壮筋骨,活血脉,乌髭须,益颜色。

11. 治妊娠腰痛，状不可忍：补骨脂不以多少，瓦上炒香熟，为末，嚼胡桃肉一个，空心温酒调下三钱。

补骨脂在服用的同时，也要注意以下几点：

1. 阴虚火旺者忌服。

2.《本草经疏》记载：凡病阴虚火动、梦遗、尿血、小便短涩及目亦口苦舌干、大便燥结、内热作渴、火升目赤、易饥嘈杂、湿热成痿，以致骨乏无力者，皆不宜服。

3.《得配本草》记载："阴虚下陷，内热烦渴，眩晕气虚，怀孕心包热，二便结者禁用。"

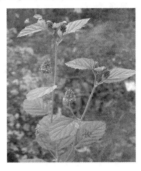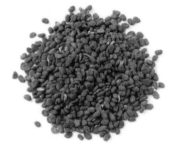

（孙景环）

《港口野步怀归》

宋·高公泗

天宇空青晚更佳,溪头滑石路欹斜。

山深苦竹方抽笋,日暖甘菘始放花。

莎草墙垣沾燕屎,棘针篱落聚蚕沙。

预知半夏当归去,栀子开时应到家。

　　蚕沙,别名蚕砂、晚蚕沙、蚕矢、原蚕屎、晚蚕矢、蚕屎、二蚕沙,为蚕蛾科昆虫家蚕幼虫的干燥粪便。本品呈颗粒状六棱形,长 2～5 mm,直径 1.5～3 mm,表面灰黑色或黑绿色,粗糙,有 6 条明显的纵沟及横向浅沟纹,质轻、脆,手捏易成粉末,气微,味淡。育蚕地区皆产,以江苏、浙江、四川等地产量最多。6—8 月收集,以二眠到三眠时的粪便为主,收集后晒干,簸净泥土及桑叶碎屑,生用。

　　蚕沙味甘、辛,性温,归肝、脾、胃经,功效为祛风除湿、和胃化浊、活血通经,主治风湿痹痛、肢体不遂、风疹瘙痒、吐泻转筋、闭经、崩漏等。实验表明,蚕沙具有抗癌及光敏作用;经日光照射的蚕沙对小鸡具有钙化骨骼的作用;其水提液具有抗牛凝血酶作用,可显著延长人血纤维蛋白质凝聚时间。

　　蚕沙和其他方药配伍,也有诸多功效:

　　1. 治风湿痛或麻木不仁:晚蚕沙 30 g,煎汤,临卧和入热黄酒半杯同服。

　　2. 治风缓麻痹,诸节不遂,腹内宿痛:蚕沙炒黄,布袋盛,酒浸内服。

　　3. 治风瘙瘾疹,遍身皆痒,搔之成疮:蚕沙一升,以水二斗,煮取一斗二升,去滓。温热得所以洗之,宜避风。

4.治干湿癣:蚕沙 120 g,薄荷 15 g。上为末,生油调,搽之;湿者干掺之。

5.治带状疱疹:蚕沙 30 g,雄黄 12 g。共研末,用香油调敷患处。

6.治月经久闭:蚕沙 120 g(炒微黄),无灰酒一壶。重汤煮熟,去滓。温饮一盏。

7.治吐血、衄血、大便下血:蚕沙 30 g,炒黑成炭,研末。每日 2 ~ 3 次。每次 3 g,开水送服。

8.治血淋:晚蚕沙,研为末,每次于食前酒送下 6 g。

蚕沙虽好,但血虚不能荣养经络、无风湿外邪者禁用。胃肠虚弱者忌用。孕妇、儿童不宜用。本品的最大用量不可超过 15 g,且不宜久服。

木瓜与蚕沙均能祛风湿、和胃化湿,以治湿痹拘挛及湿阻中焦之吐泻转筋。但蚕沙作用较缓,又善祛风,故凡风湿痹痛,无论风重、湿重都可应用;木瓜善舒筋活络,长于治筋脉拘挛,除常用于湿阻中焦吐泻转筋外,也可用于血虚肝旺、筋脉失养、挛急疼痛等。

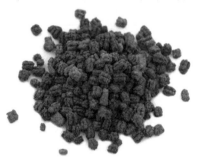

（孙景环）

83

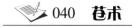

《照田蚕行》

宋·范成大

乡村腊月二十五,长竿然炬照南亩。
近似云开森列星,远如风起飘流萤。
今春雨雹茧丝少,秋日雷鸣稻堆小;
侬家今夜火最明,的知新岁田蚕好。
夜阑风焰西复东,此占最吉余难同。
不惟桑贱谷芄芄,仍更麻无节菜无虫。
分岁词质明奉祠今古同,吴侬用昏盖土风;
礼成废彻夜未艾,饮福之余即分岁。
地炉火软苍术香,钌盘果饵如蜂房;
就中脆饧专节物,四座齿颊锵冰霜。
小儿但喜新年至,头角长成添意气。
老翁把杯心茫然,增年翻是减吾年。
荆钗劝酒仍祝愿,但愿尊前且强健;
君看今岁旧交亲,大有人无此杯分!
老翁饮罢笑捻须明朝重来醉屠苏。

苍术,别名赤术、枪头菜,为菊科植物南苍术或北苍术等的干燥根茎。春、秋均可采挖,以秋季为好。挖取根茎后,除去残茎、须根及泥土,晒干。

南苍术为植物南苍术的干燥根茎,呈类圆柱形,连珠状,有节,弯曲拘挛,长3～10 cm,直径1～1.5 cm。表面灰褐色,有根痕及短小的须根,可见茎残痕。质坚实,折断面平坦,黄白色,有明显的棕红色油腺散在,习称"朱砂点"。断面暴露稍久,可析出白霉样的微细针状结晶,气芳香,味微甘而辛、苦。以个大、坚实、无毛须、内有朱砂点,切开后断面起白霜者为佳。南苍术主产于江苏、湖北、河南;浙江、安徽、江西亦产。其中,江苏茅山一带质量最好,故称"茅术"或"茅山苍术",集散于南京者,亦称"京茅术""京苍术"。湖北、江西所产,多集散于汉口,故亦称"汉苍术"。

北苍术为植物北苍术的干燥根茎,呈类圆柱形,常分歧或呈疙瘩块状,不规则弯曲,长4~10 cm,直径1.5~3 cm。栓皮多已除去,可见较多圆形茎基或茎痕,或有毛茸状芽附着,下方有小根脱落痕迹或短的小根附着。表面棕褐色,粗糙。质轻,易折断,断面纤维状,极不平坦。断面黄白色,有红黄色或黄色油腺散在,并有明显的木质纤维束。气芳香,味微辛、苦。以个肥大、坚实、无毛须、气芳香者为佳。本品较南苍术体轻质松,油腺少,切断面不析出白霉样结晶,香气亦较弱,质量为次,主产于内蒙古、河北、山西、辽宁、吉林、黑龙江;山东、陕西、甘肃等地亦产。河北各地所产的多集散于天津,故有"津苍术"之称。

苍术味辛、苦,性温,归脾、胃、肝经,具有燥湿健脾、祛风散寒、明目的功效。临床上常用于脘腹胀满、泄泻、水肿、脚气痿躄、风湿痹痛、风寒感冒、夜盲等,用处非常多。

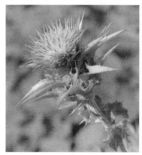 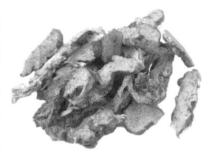

（孙景环）

《寄韦有夏郎中》

唐·杜甫

省郎忧病士,书信有柴胡。饮子频通汗,怀君想报珠。

亲知天畔少,药味峡中无。归楫生衣卧,春鸥洗翅呼。

犹闻上急水,早作取平途。万里皇华使,为僚记腐儒。

柴胡,别名茈胡、地薰、山菜、茹草、柴草。为伞形科植物柴胡或狭叶柴胡的干燥根。按性状不同,柴胡分别习称"北柴胡"与"南柴胡"。春、秋二季采挖,除去茎叶及泥沙,干燥。

北柴胡呈圆柱形或长圆锥形,长 6~15 cm、直径 0.3~0.8 cm,根头膨大,顶端残留 3~15 个茎基或短纤维状叶基,下部分枝。表面黑褐色或浅棕色,具纵皱纹、支根痕及皮孔。质硬而韧,不易折断,断面显纤维性,皮部浅棕色,木部黄白色。生于干燥的荒山坡、田野、路旁。分布于吉林、辽宁、河南、山东、安徽、江苏、浙江、湖北、四川、山西、陕西、甘肃、西藏等地。

南柴胡根较细,圆锥形,顶端有多数细毛状枯叶纤维,下部多不分枝或稍分枝。表面红棕色或黑棕色,靠近根头处多具细密环纹。质稍软,易折断,断面略平坦,不显纤维性。具败油气。生于干燥草原。分布于黑龙江、吉林、辽宁、内蒙古、河北、山东、江苏、安徽、甘肃、青海、新疆、四川、湖北等地。

柴胡味苦,性微寒,归肝、胆经,功效为解表退热,疏肝解郁,升举阳气。主治外感发热、寒热往来、疟疾,肝郁胁痛乳胀、头痛头眩、月经不调,气虚下陷之久泻脱肛、子宫脱垂、胃下垂等。

柴胡在临床上应用也是非常广泛的,主要包括以下几个方面:

1.解热作用:北柴胡对普通感冒、流行性感冒、疟疾、肺炎等有较好的退热效果。制剂及用法:用北柴胡的干燥根,以蒸馏法制成注射液,每安瓿 2 mL,相当于原生药 2 g。肌内或静脉注射,每日 1~2 次,成人每次 2 mL。

2.用柴胡注射液滴鼻,也有明显的退热作用。用法:患者平卧,取头后伸位,用注射器抽取药液,两侧鼻孔各滴 1~3 滴后,轻轻按摩鼻翼,再继续滴完全量。用量:小儿 0.3~0.5 mL,成人 0.5~0.8 mL,普通感冒均系显效。

3.治疗病毒性肝炎:柴胡注射液(每 1 mL 含生药 2 g)10~20 mL 加入 50% 葡萄糖液静注或 5% 葡萄糖液 250~500 mL 静滴,每日 1 次,10 次为 1 疗程,治疗病毒性肝炎,对改善症状、回缩肝脾、恢复肝功及乙肝抗原阴转率均有较好作用。

4.治疗高脂血症:用干柴胡和适量罗汉果调味,混合水煎 2 次,每次煎 2 小时以上,煎出液过滤澄清浓缩。口服,每次 20 mL(相当于干柴胡 3 g),每日 3 次,3 周为 1 疗程,治疗后甘油三酯、胆固醇均显著降低。

5.治疗流行性腮腺炎:用柴胡注射液(每 1 mL 相当于原生药 1 g),每次 2 mL(10 岁以下首剂 3 mL),每日 2 次,肌内注射,疗效显著。

6.治疗单纯疱疹病毒角膜炎:用柴胡注射液(每 1 mL 相当于原生药 1 g)采取滴眼、球结膜下注射及肌内注射三种方法综合治疗。滴眼,柴胡注射液加生理盐水配制成 10% 眼液,每次 1~2 滴,每小时 1 次。球结膜下注射,每次 0.3~0.5 mL,隔日 1 次。肌内注射,每次 2 mL,每日 1~2 次。病变程度重,症状严重者,合并使用 10% 阿托品溶液散瞳,每日 1~2 次。

7.治疗多形红斑:用柴胡注射液(每 2 mL 含原生药 4 g)每次 2 mL 肌内注射,每日 2 次。

8.眼色素膜炎:柴胡注射液 2 mL 肌内注射,每日 1 次;柴胡注射液 0.2 mL 球结膜下注射,隔日 1 次;10% 柴胡注射液滴眼,每次 1 滴,每日 6 次。肌骨注射和球结膜下注射 10 次为一疗程。临床疗效可观。

9.治扁平疣:柴胡注射液(每 1 mL 相当于生药 1 g),肌内注射,每日 1 次。

10.治链霉素中毒所致眩晕耳鸣:香附 30 g,柴胡 30 g,川芎 15 g。共研细末,装入胶囊。饭后温开水送服,每次 2 粒,每日 3 次。老人及小儿酌减。

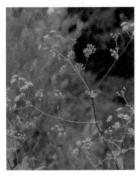 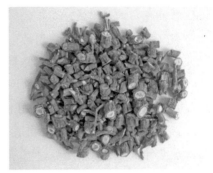

（孙景环）

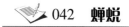

《水调歌头·泛湘江》

宋·张孝祥

濯足夜滩急,晞发北风凉。

吴山楚泽行遍,只欠到潇湘。

买得扁舟归去,此事天公付我,六月下沧浪。

蝉蜕尘埃外,蝶梦水云乡。

制荷衣,纫兰佩,把琼芳。

湘妃起舞一笑,抚瑟奏清商。

唤起九歌忠愤,拂拭三闾文字,还与日争光。

莫遣儿辈觉,此乐未渠央。

张孝祥通过一句"蝉蜕尘埃外,蝶梦水云乡",借助蝉、蝶的形象,表达了自己想脱去躯壳而游于红尘之外,化身蝴蝶游于水云之间的愿望,看似向往自由,其实结合前句的苦闷和后段的忠愤,寄寓了词人由忠愤转换为洒脱超旷的复杂心态。本词将人文典故和神话传说相结合,极具浪漫色彩,其中的蝉蜕在古诗词中经常被用来描述表达思想、摆脱现况、从现实中逃离的心情。

蝉蜕除了作为一种常见意象在古诗中出现,还是一味解表的中药。蝉蜕,又称蝉退、蝉衣、蝉壳、虫退,是蝉科昆虫黑蚱若虫羽化时脱落的皮壳,其全形似蝉而中空,稍弯曲,多产于山东、河北、河南等地,在夏、秋二季采集,采集后除去泥沙杂质,洗净,晒干。蝉蜕味甘、咸,性凉,归肺、肝经。用法用量:煎服,3~6 g或单味研末冲服。基本功效为疏散风热,利咽开音,透疹,明目退翳,息风止痉,《医学衷中参西录》提到蝉蜕"能发汗,善解外感风热,为温病初得之要药",可以将蝉蜕与薄荷叶、生石膏、甘草同用,组成凉解汤,既能解表发汗又能清热,用于温病、表里俱热之症。须治咳嗽,肺气壅滞不利时,蝉壳可与人参、五味子同用,组成蝉壳汤(《小儿卫生总微论方》)。本药轻散,如《本草纲目》中"蝉,主疗皆一切风热证,古人用身,后人用蜕,大抵治脏腑经络,当用蝉身;治皮肤疮疡风热,当用蝉蜕",治疗麻疹出不快,可单用蝉蜕十枚,构成蝉蜕饮子(《小儿卫生总微论方》)。风湿浸淫皮肤之瘙痒则可用消风散(《外科正宗》),蝉蜕配伍荆芥、防风、牛蒡子散邪透表,苍术、苦参、木通祛湿,石膏、知母清热,当归、生地、胡麻仁养血活血,另配甘草清热解毒,调和诸药,集祛风、祛湿、清热、养血于一方,是风疹与湿疹之良方。蝉蜕可入肝经,治疗肝经风热所致的目赤翳障,《太平惠民和剂局方》中的蝉花散蝉蜕与谷精草、白蒺藜、菊花、防风、决明子、密蒙花、羌活、黄芩、蔓荆子、山栀子等共用,清肝经风热,明目退翳。蝉蜕还可用于小儿的急慢惊风、破伤风,是治疗小儿夜啼之要药,《小儿药证直诀》也有一方名蝉花散,善治小儿惊风、夜啼,方中用蝉壳、白僵蚕、甘草、延胡索几味药能祛风解痉。

《名医别录》写道:蝉蜕"主妇人生子不下",孕妇须慎服蝉蜕以免早产,《本草经疏》记载"疸疹虚寒证不得服",见痘疹者也应当分清证型,见虚寒者再服有清热功效的蝉蜕则会越发加重。其实生活中也有类似油炸知了猴的食品,但这种油炸之后的蝉蜕与普通煎服的中药蝉蜕制法就不尽相同,再加上油炸之后其药性改变,与中药的功效就又有所不同了。

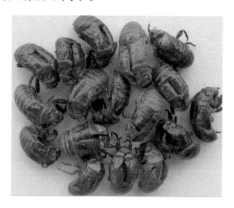

（孙景环）

《苏幕遮·燎沉香》

宋·周邦彦

燎沉香，消溽暑。鸟雀呼晴，侵晓窥檐语。

叶上初阳干宿雨，水面清圆，一一风荷举。

故乡遥，何日去？家住吴门，久作长安旅。

五月渔郎相忆否？小楫轻舟，梦入芙蓉浦。

　　周邦彦作为宋词"婉约派"的代表词人之一，其词作格律严谨，上下对仗整齐，用词典丽，精雕细琢，戈载在《宋七家词选》中评价到"其音节又复清妍和雅，最为词家之正宗"。但此词多用到白描手段，反而是用词不经雕琢，风格清新自然，别具一番风味，词人借自然之景、荷花之绰约姿态，将现实场景与梦境相结合，抒发了词人含蓄的思乡之情。

　　词中的沉香，为瑞香科植物白木香含有树脂的木材，是一种珍贵的香料，可被制作成熏香，燃烧时散发出香气并有油渗出，闻起来神清气爽。

　　另外它还作为一味行气药，对寒凝气滞、胃寒呕吐、肾虚喘息症有重要作用。本品全年均可采收，割取含树脂的木材，除去不含树脂的部分，阴干，并劈成小块。主要分布于我国广东、广西以及一些东亚国家。沉香味辛、苦，性微温，归脾、胃、肾经，功效为行气止痛，温胃止呕，纳气平喘，主要用于胸腹胀闷疼痛、胃寒呕吐呃逆、肾虚气逆喘急等症。用量：1～5 g，宜后下不可久煎。《本草通玄》评价："沉香，温而不燥，行而不泄，扶脾而运行不倦，达肾而导火归元，有降气之功，无破气之害，洵为良品。"沉香之行气降逆与人参之益气扶正、槟榔之破气行滞、天台乌药之疏肝解郁结合，组成四磨汤(《济生方》),此方能行气降逆,宽胸散结,治疗肝气郁滞而肺胃失和。沉香辛温之性较强,为行气散寒止痛之良药,见气滞兼寒凝即可使用,如丁沉丸(《太平惠民和剂局方》)中沉香与丁香、白豆蔻仁、木香、槟榔、肉豆蔻、白术、人参、茯苓等同用,可以降逆止呕,治疗脾胃寒气上逆心腹,呕吐。沉香又入肾经,起到纳气平喘的功效,与黑锡、硫黄、川楝子、胡芦巴、木香、附子、肉豆蔻、补骨脂、小茴香、阳起石、肉桂共用组成黑锡丹(《和剂局方》),能升降阴阳,坠痰定喘。

本药性温,不可用于阴虚火旺者。《雷公炮制药性解》写道:"若水脏衰微,相火盛炎者,误用则水益枯而火益烈,祸无极矣。今多以为平和之剂,无损于人,辄用以化气,其不祸人者几希。"其质重沉降,有降气之功效,故见气虚下陷者不可使用。

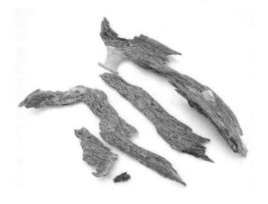

(孙景环)

《药圃五咏 其四 川芎》

宋·方一夔

芎苗高一丈,细花如申椒。不独服芎根,衣佩或采苗。
清芬袭肌骨,岁久亦不消。所以湘浦客,洁修著高标。
我老苦多病,风寒首频摇。愿移一百本,溉根豁烦嚣。
虽无下女遗,乾叶插盈腰。逃泥赏旦暮,不学楚人谣。

川芎作为中药,又被称作山鞠穷、芎䓖、香果、胡䓖等,其药用部分是川芎的根茎,其根茎发达而粗,节显著膨大,节间短,形成不规则的结节状拳形团块。株高40～60 cm,与诗中的描述不算相符,但是诗人处在八百多年前,植物的高度也许经过这么多年的进化有所变化。川芎主产于四川,适合在夏季采挖,过早采收,地下根茎尚未充实,过迟采收,根茎熟透后,在地下易腐烂,收获后抖去根茎泥土,除去茎叶,炕干。

川芎属活血化瘀药中的活血止痛药,既能活血又能行气,《本草纲目》评价其为"血中气药"。川芎味辛,性温,归肝、胆、心包经。基本功效为活血行气,祛风止痛。用法用量:煎服3～9 g,研末1～1.5 g吞服,也可入丸、散,外用则适量研末或调敷。川芎辛散温通,血瘀气滞诸痛均可治疗,理血剂中可以频繁见到它的身影,如血府逐瘀汤、温经汤、生化汤等。在血府逐瘀汤中,川芎、赤芍共助桃仁、红花活血化瘀,牛膝引瘀血下行,生地、当归滋养阴血、清热活血,桔梗、枳壳一升一降共助气行,柴胡疏肝理气,最后配甘草调和诸药。方中既有活血药又有行气药,既有祛瘀药又有补血药,能气血兼顾,活血但不耗血,具活血化瘀、行气止痛之功效,善治胸中瘀血证。川芎下可至血海,《本草汇言》说到其长于"下调经水",被称为妇科活血调经之要药,在温经汤(《金匮要略》)中,川芎、当归、白芍既能活血化瘀,又能养血调经,白芍还能缓急止痛,与吴茱萸、桂枝散寒通脉,丹皮、麦冬滋阴清虚热,阿胶滋阴养血,半夏降气散结,生姜温补胃气,人参、甘草益气健脾功效一起,温清消补并用,能治疗冲任虚寒、瘀血阻滞证。川芎辛散能祛风邪,《本草正义》评价川芎道"上达头目,直透顶巅",是治疗头痛之要药,川芎茶调散(《和剂局方》)中川芎作为君药能祛风活血止痛,风为阳邪,善行而数变,薄荷能清热,荆芥辛散上行而清利头目,羌活善治太阳头痛,白芷善治阳明头痛,细辛善治少阴头痛,防风疏散风邪,甘草益气和中,再利用清茶苦寒之性,制约风药之温燥,外感风邪头痛均可使用,是治疗风邪头痛的常用方。

但并不是所有的头痛都能使用川芎,因本品辛温升散,会助火上炎,所以肝阳上亢引起的头痛就不能使用,另外阴虚火旺、口红舌干者也禁用,不然会加重病情,见月经过多、出血性疾病时因其行血功效可能会使血流加剧,所以要慎用。

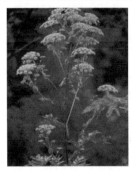 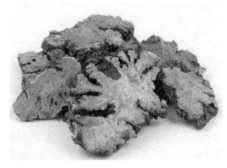

（孙景环）

《金楼子引古语》

先秦·佚名

宁得一把五加。不用金玉满车。

宁得一斤地榆。不用明月宝珠。

此段后还有一句："五加一名金盐,地榆一名玉豉,唯此二物,可以煮石。"金盐是五加,而《神农本草经》记载"叶似榆而长,初生布地,而花子紫黑色如豉,故中玉豉",这里的玉豉就是指地榆。古人认为服金者寿如金,服玉者寿如玉,地榆则能够起到"烂石"的作用,金盐玉豉指的是传说中神仙所用的两种药物,泛指长生秘药。为什么古人对地榆评价这么高呢? 地榆到底又是一种什么样的植物?

地榆,是蔷薇科地榆属多年生草本植物,在春、夏季采摘后可做成腌菜、炒食或者下在汤里食用,其叶形美观也可以作为观赏植物栽培在庭院中。作为中药的地榆,又称黄瓜香、玉札、山枣子,是蔷薇科地榆或长叶地榆的干燥根,后者常被称作"绵地榆",分布于全国各地,多产于黑龙江、辽宁、河北、甘肃、山西等地。多在春季发嫩芽时或者秋季枯萎之后采挖,采后去除杂质,洗净,除去残茎,润透,干燥,或者趁新鲜时切片干燥。煎服时 9 ~ 15 g,外用适量,研末敷于患处。

地榆味苦、酸、涩,性微寒,归肝、大肠经,功效为凉血止血,解毒敛疮,在止血时多炒炭用,解毒敛疮则多生用。其临床多应用在血热出血、痈疮湿疹、烫伤等方面。本品苦寒沉降能清热,又有涩味,故能收敛止血。《本草求真》评价其"性主收敛,既能清降,又能收涩,则清不虑其过泄,涩亦不虑其或滞,实为解毒止血药也",是清热凉血、收敛止血之良药。地榆散(《圣济总录》卷七十六),将地榆与甘草同用,再加砂仁同煎,起益气解毒止血之效,治疗血痢不止。另有一地榆丸(《普济方》),地榆与当归、阿胶、黄连、诃子肉、木香、乌梅肉共用,既滋阴养血又清热止血,加上收涩止痢功效可治疗赤白痢疾。地榆又可解毒疗疮,属水火烫伤之要药,治疗烫伤时可与生大黄、黄柏、黄芩、冰片等配伍使用。《外科证治全书》记载治疗烫伤"急用地榆磨油如面,麻油调敷,其痛立止;如已起疱,则将疱挑破放出毒水,然后敷之,再加干末撒上,破损者亦然"。如要治疗痈疮,可单用生地榆与醋调敷。

需要格外注意的是,治疗大面积的烫伤时,地榆制剂不可外用涂抹,防止其所含鞣质被大量吸收引起中毒反应。本品苦寒伤胃,易影响脾胃功能,故脾胃虚弱者慎用。寒酸涩之性不宜给虚寒性的出血患者如虚寒性便血、下痢、崩漏者使用,易伤人体阳气,也易寒气凝滞则血不通,这样不仅血未止,反而还可能出现瘀血。出血本就见瘀者也不可使用,以免使邪闭于内,反而出现闭门留寇的现象。

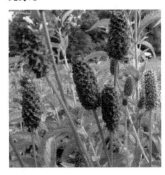 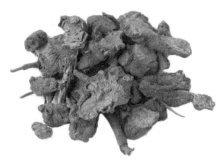

(黄小兰)

《浣溪沙》

清·张景祁

玉骨香桃瘦不支。懒拈红豆写新词。薄寒更奈雨如丝。

量药忍教尝独活,咒花不许放将离。酸辛情味有谁知。

张景祁,原名左钺,字繁甫,号韵梅(一作蕴梅),又号新蘅主人,为清末文学家。他历经世变,诗词中多抒发其感伤之情,内容贴近时代背景。此诗中提到了"独活"这个名字,那么独活在诗中象征着什么呢?有人评价独活"一茎之上,得风不摇曳,无风偏自动",显示了其不被旁人左右的内心以及一种特立独行的性格,独活由于其生命力非常顽强,能适应各种不同的环境,又被称作长生草。

独活,中药名,为伞形科植物重齿毛当归的干燥根,又有香独活、川独活、玉活、独滑、长生草等别称,多产于江西、湖北、四川等地。在春初发芽或秋末枯萎时采挖,采挖后需要去须根及泥沙再晒干或低温干燥,使用时切片。独活味辛、苦,性微温,归肾、膀胱经,功效为祛风除湿、通痹止痛。用法用量:煎服,3～9 g,或可入丸、散;外用适量,煎汤洗。本品味辛发散,味苦燥湿,长于祛风湿,为治风湿痹痛之要药;其又入肾经,能治下部的风湿。在独活寄生汤(《备急千金要方》)中,独活祛风除湿,与桑寄生、牛膝、杜仲等补益肝肾药物,以及当归、川芎、干地黄、白芍等既养血还能够活血的药物同用,取"治风先治血,血行风自灭"之意,此方中祛风湿与补肝肾药物配伍,标本兼治,用于治疗由于感受风寒湿邪后患痹症,日久不愈,内伤脏腑功能,导致肝肾两虚,气血不足,手足气血运行不畅而见肢体麻木不仁、屈伸不利、畏寒喜温的症状。《雷公炮制药性解》认为"独活气浊属阴,善行血分,敛而能舒,沉而能升,缓而善搜,可助表虚,故入太阴肺,少阴肾,以理伏风"。本药还可用于风寒挟湿表证及其引起的头痛、头重,《本草便读》称其为"解散肌表寒湿邪之药"。人参败毒散(《太平惠民和剂局方》)善治气虚外感风寒湿邪证,方中独活、羌活共用能治一身上下之风寒湿邪,柴胡、川芎能助如上两味药解表退热止痛,桔梗、枳壳、前胡、茯苓四药能升能降,助行气化痰,生姜、薄荷都能散外邪,甘草调和诸药,再加少量人参既能扶正又能祛邪,是益气解表的常用方。

　　使用时需注意,本品药性温燥,易伤津液,故阴虚血燥者慎服。在应用时也应该与羌活区分开,两者虽然都有祛风湿、止痛、解表的功效,但羌活药性燥烈,发散力强,长于治疗上身的风湿痹痛,治疗由于风寒引起的头痛;而独活的药性较缓和,发散力也较羌活弱,擅长祛下半身风湿痹痛,其治疗少阴头痛,在见痹症后可先区别后再使用。

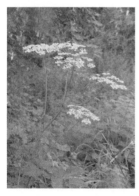
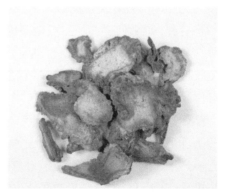

（黄小兰）

《池上》

唐·白居易

小娃撑小艇，偷采白莲回。

不解藏踪迹，浮萍一道开。

白居易是唐代伟大的现实主义诗人，有"诗魔"和"诗王"之称。诗中描绘了一幅小儿划艇采莲图，用词通俗，将小艇划过水面的场景栩栩如生地展现了出来，显得十分可爱。诗中提到的浮萍也常用来比喻漂泊不定的人，以及变化无常的人世间，是古诗中常见的意象，也是水田、池沼或其他静水水域中十分常见的水生植物，种类不止一种，如苹果萍、圆心萍、微萍等。其中臭名昭著的当属水葫芦，作为外来入侵物种，它繁殖迅速，侵占其他生物生存空间，还滋生蚊虫，对水上的生态环境造成极大影响。浮萍也有其价值，它既可作为鸭饲料、猪饲料和鱼饲料使用，也可作为解表中药使用。

浮萍，为浮萍科植物紫萍的干燥全草，全国各地均有分布，在6—9月采收，洗净，除去杂质，晒干。本品为扁平叶状体，呈卵形或卵圆形。浮萍味辛、性寒，归肺经，有宣散风热、透疹、利尿之功效。用法用量：内服，煎汤3～9g，也可入丸、散剂，外用可研末、煎水熏洗。味辛发散，寒能清热，又归肺经，《本草衍义补遗》评价："水萍，发汗尤甚麻黄"，适用于风热表证。《本草图经》记载使用浮萍草与麻黄、桂心、附子、生姜煎服，治疗时行热病，发汗。荆防葛根汤（《烂喉丹痧》）中浮萍草与葛根、牛蒡子、桔梗、炒荆芥既祛风退热，还可解毒利咽，枳壳、白杏仁行气，生甘草清热解毒，土贝解毒，炒防风祛风解表，此方善治烂喉丹痧，初起发热。《滇南本草》写到其"治疗癫，疥癣，祛皮肤瘙痒之风"，在见麻疹初起时，可用浮萍与牛蒡子、蝉蜕等同用，也可单用紫背浮萍研细末，炼蜜为丸，制成浮萍丸(《医宗金鉴》)，其功效为祛风解毒，治疗由风邪侵袭皮肤，气血失和导致的白驳风。此外，浮萍还有利尿之功效，《本草正义》提到浮萍"故凡风湿内淫，瘫痪不举，在外而见肌肤瘙痒，一身暴热；在内而见水肿不消，小便不利。用此疏肌通窍，俾风从外散，湿从下行，而瘫与痪其悉除矣"，治疗小便不利时，可以与连翘、冬瓜皮等能通利小便者同用，起到下通水道的作用；也可将浮萍单用，暴干，为末，服方寸匕，日三服(取自《千金方》)。

《本草经疏》写到"痈疽已溃勿服，大热由于虚者勿服，脾胃薄弱易于作泄者勿服"，因浮萍味寒，脾胃虚弱、气虚发热、痈疽已溃、脓稀色淡者忌服。《得配本草》写到"血虚肤燥，气虚风痛，二者禁用浮萍"，亡血家不可发汗，津血同源，血虚则津液不足，再下发汗之药，则津液与血液进一步枯竭，气虚者阳气不足，再下发散药物则会加重症状。

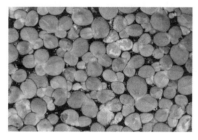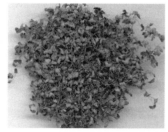

(黄小兰)

《谢张子仪尚书寄天雄附子北果十包》

宋·杨万里

今古交情市道同，转头立地马牛风。

如何听履星晨客，犹念孤舟蓑笠翁。

馈药双奁芬玉雪，解包百果粲青红。

看渠即上三能去，大小毘陵说两公。

　　杨万里(1127—1206 年)，字廷秀，号诚斋，自号诚斋野客。南宋文学家，与陆游、尤袤、范成大并称为南宋"中兴四大诗人"。本诗提到的附子，是毛茛科植物乌头的子根的加工品。其植株开出的花呈蓝紫色，具有观赏性，但这样一种赏心悦目的小花，实际具有极大的毒性，所以它作为中药使用时，必须严格控制其用法用量以减少毒副反应。另外，其子根能入药，母根同样也是可以入药的，属于中药名为乌头的入药部位，使用时需区分使用。

　　中药附子多在 6 月下旬至 8 月上旬采挖，需除去母根、须根及泥沙，习称"泥附子"，多分布于四川、陕西、贵州、湖南等地，其中江油附子为四川江油的特产，是著名的道地药材。附子味辛、甘，性大热，有毒，归心、肾、脾经，基本功效为回阳救逆、补火助阳、散寒止痛，既能上助心阳，又可中温脾阳，也可下补肾阳，凡见心、脾、肾诸脏阳气虚弱者都可使用，补阳剂中也常常见到它的身影。助肾阳的如肾气丸(《金匮要略》)中，干地黄滋补肾阴、益精填髓，山茱萸补肝肾，山药补脾气，附子与桂枝善温肾助阳，茯苓健脾益肾，茯苓、泽泻均能渗湿，泽泻与丹皮组合能降相火，本方三补三泻，用到"少火生气"之意，善治肾阳不足之证；补脾阳的如附子理中丸(《太平惠民和剂局方》)中，附子能温阳散寒，配有炮姜温中，白术健脾燥湿,人参健脾益气,以及炙甘草益气通阳、调和诸药,几味药物相配伍,有温阳祛寒,补气健脾之效,善治脾胃虚寒或者脾肾阳虚之证;助心阳的益心丸(《中国药典》)中,附子与人参、红花、三七等药物同用,治疗心阳虚衰,见胸痹心悸气短等症状。《本草汇言》记载附子"乃命门主药、通关节之猛药也",《本草正义》更是称其为"通十二经纯阳之要药",是回阳救逆剂中的重要组成部分。如四逆汤中生附子温心肾之阳,回阳救逆,干姜温中散寒,助阳通脉,再用炙甘草既能益气补中,又可解生附子毒性,调和诸药药性,是治疗少阴病心肾阳衰寒厥证之基础方。又因其具有散寒止痛的功效,能治寒凝诸痛,如甘草附子汤(《伤寒论》)中附子散寒止痛,白术健脾祛湿,桂枝既能解表又可通阳,再加甘草调和诸药,诸药合用共奏暖肌补中、益精气的功效。

　　一定要注意,附子的毒性太大,必须先煎、久煎,一般要先煎煮0.5~1小时,且随着剂量的增大,要相应延长煎煮时间,直至口尝无麻辣感为度,以减轻它的毒性,有毒性的药物孕妇忌用。此外,乌头、附子均不宜与半夏、瓜蒌、瓜蒌子、瓜蒌皮、天花粉、川贝母、浙贝母、平贝母、伊贝母、湖北贝母、白蔹、白及同用。

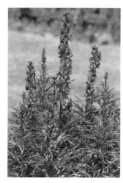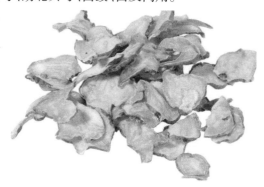

（黄小兰）

《再和元礼春怀十首》

宋·黄庭坚

双盘锦带丁香结,窄袖春衫甘草黄。

旧赠恐能开宝匣,新年时候梦残妆。

甘草,相信大家都不陌生,它在日常生产、生活中绝对不算少见,可以制成调味料使用。比如有些重庆的火锅底料中就可以见到甘草的身影;在酿造啤酒时,为了让啤酒颜色加深,酒香更浓,工厂会使用甘草以及其浸膏;在制作香烟时甘草还可作为甜味剂;它还能充当制作巧克力的乳化剂。在化工、印染等方面,甘草也有广泛的应用。在作为中药时,甘草的作用也同样十分广泛,陶弘景就将甘草尊称为"国老",在古代的方剂中甚至有"十方九草"的说法,名医张仲景的《伤寒杂病论》大部分处方都用到了甘草。那么,甘草到底是何方神圣呢?

甘草,又称甜草根、红甘草、粉甘草、粉草、皮草、棒草,是豆科植物甘草、胀果甘草或光果甘草的干燥根和根茎,产于内蒙古、新疆、甘肃等地。一般在春、秋季采挖,需去除须根并干燥。甘草味甘,性平,归心、胃、脾、肺经,功效为补脾益气、清热解毒、止咳祛痰、缓急止痛、调和诸药。用法用量:煎汤服 2～10 g。《本草汇言》提到"健脾胃,固中气之虚羸",著名的益气健脾方剂四君子汤(《太平惠民和剂局方》),用到了人参、白术、茯苓、甘草四味药,善治脾胃气虚证。在治疗心气不足时,不得不说到炙甘草汤这个经典方,虽说名字带有炙甘草,但方子的君药实为生地黄且重用,意在滋阴养血,配有炙甘草、人参、大枣益心气、补脾气,阿胶、麦冬、麻仁滋心之阴血,桂枝、生姜温通心阳,再加清酒助行药力,本方气血阴阳并补,心脾肺肾兼调,能治疗心脉失养之虚劳心悸。甘草又入肺经,善治咳嗽,可与桔梗、麦门冬共同使用组成甘桔汤(《疡医大全》),功效清热化痰,养阴排脓。味甘能缓,故甘草还可用于挛急疼痛的症状,与同样能缓急止痛的芍药一起,共成芍药甘草汤(《伤寒论》),功在调和肝脾,缓急止痛。甘草又可解热毒及药食毒,单用甘草煎服即有效。此外《药类法象》评价甘草"调和诸药相协,共为力而不争",它用在药性猛烈的方剂中,能够调和诸药的药性,所以即使症状不是甘草所能治,我们常常能见到方剂里带有甘草,很多都用到其"毒药得之解其毒,刚药得之和其性,表药得之助其外,下药得之缓其速"的作用。

即使甘草性味平和,用途如此广泛,也不能盲目使用。它甘缓助湿,所以见湿盛者、水肿者不可使用;在方剂配伍时不宜与海藻、京大戟、红大戟、甘遂、芫花同用;大剂量久服会引起浮肿,所以使用时要把控好用量。

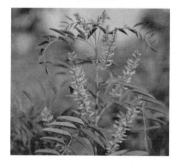
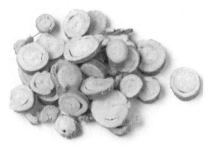

(黄小兰)

《游春五首 其五》

清·曹家达

寂寂回塘上,春深采药时。新苗抽藁本,晚蕊绽辛夷。

赏揽独延伫,芳馨遗所思。行吟不觉晚,斜景下荒陂。

　　曹家达是清代的中医研究者,他深入研究中医相关的经书及诗文,后人称其为近代纯粹"经方大师"。此诗描述了在春季采药时,藁本正出新芽、辛夷绽放花朵的景象,暗示了藁本以及辛夷的采摘时节,此处重点说到的就是其中的藁本。

　　藁本,又称藁茇、鬼卿、地新、山苣、蔚香、微茎、藁板,为伞形科藁本属植物藁本或辽藁本的干燥根茎及根。采摘季节除了诗中所提到的春季,还可以在秋季茎叶枯萎时采挖,采挖后须除去泥沙,洗净,润透,切厚片,晒干或烘干。产于辽宁、四川、陕西、湖北等地,其他省份也可见。藁本味辛,性温,归膀胱经,功效为祛风、散寒、除湿、止痛,用于风寒感冒、巅顶疼痛、风湿肢节痹痛。用法用量:煎服 3～10 g,外用时可煎水洗或研末调涂。其发散风寒功效可治疗风寒表证,入足太阳膀胱经又可上通巅顶,发散太阳经之风寒湿邪,属治疗巅顶头痛的要药。《本草正义》说道:"藁本味辛气温,上行升散,专主太阳太阴之寒风寒湿,而能疏达厥阴郁滞,功用与细辛、川芎、羌活近似。"见风湿在表诸证如头痛身重、肩背腰脊疼痛时,可用羌活胜湿汤(《内外伤辨惑论》),方中既用到羌活、独活祛风胜湿(前者善治上半身风湿,后者善治下半身风湿,合用共治一身之风湿),又用到藁本辛散祛风邪,旨在治头痛,此外防风也能够祛风湿,川芎、蔓荆子同为佐药也都能祛风止痛,最后加一味炙甘草调和诸药,几味药共用起到发汗祛风、除湿止痛的作用。

《本草衍义补遗》提到藁本为"太阳经本药。治寒气郁结及巅顶痛、脑齿痛。引诸药上至巅顶及与木香同治雾露之气,是各从其类也"。牢牙地黄散(《兰室秘藏》)中将藁本与二地、羌活、防己、人参、当归身、益智仁、香白芷等药物同用,可治疗脑寒痛及牙痛。藁本除了能祛表之风寒湿邪,还可以除肌肉、经络、筋膜间的风寒湿邪,即功能祛风寒湿痹。除风湿羌活汤(《内外伤辨惑论》)用到藁本与羌活、防风、升麻、柴胡、苍术,既有升阳解表功效,又可祛风除湿,治疗湿从外受之风寒湿痹或见一身尽痛或头重如蒙的症状。

　　虽然藁本治疗头痛功能强大,但作为性味辛温香燥的解表药,并不是所有头痛类型的治疗它都可以胜任,要注意凡阴血亏虚、肝阳上亢、火热内盛之头痛均不可使用。《本草经疏》还说道:"温病头痛,发热口渴或骨疼,及伤寒发于春夏,阳证头痛,产后血虚火炎头痛,皆不宜服",在方剂的配伍中也要注意,《药性论》指出藁本畏青葙子,后又有《本草经集注》添加到其"恶闾茹",所以在用方遣药时这几味不可一起使用。

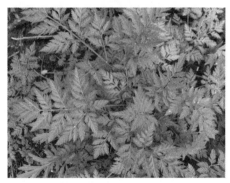
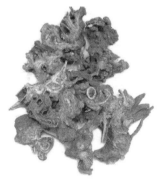

（黄小兰）

《喜晴》

宋·赵蕃

地虽湖北稻为乡,岁比曾微一报粮。

望望雨晴求屡告,欣欣守尉德俱良。

共朝负笼争晴割,敢爱当榭滴夜凉。

更拟年丰酒初贱,钩藤免饮涩如棠。

赵蕃(1143—1229 年),字昌父,号章泉,南宋著名诗人。诗中所提到的钩藤属于一味平肝息风药,其最初入药的文字记载见于南北朝陶弘景的《名医别录》。古代医家认为其气轻清,所以那时的钩藤被认为是治疗小儿的专用药物,甚至有"疗小儿,不入余方"的看法,后世医家在实践中不断扩充钩藤的应用范围,现除了在儿科使用,还可用在内科、妇科等方面。

钩藤,又称双钩藤、鹰爪风、吊风根、金钩藤、倒挂刺,是茜草科植物钩藤、大叶钩藤、毛钩藤、华钩藤或无柄果钩藤的干燥带钩茎枝。它的采摘季节在秋、冬季,收获时剪取带钩的茎段,除残叶,切段,晒干。多分布于广西、江西、湖南、四川等地。钩藤味甘,性凉,归肝、心包经,功效为息风定惊、清热平肝,用于肝风内动、惊痫抽搐、高热惊厥、感冒夹惊、小儿惊啼、妊娠子痫、头痛眩晕。用法用量:3～12 g,煎服或入散剂。《本草纲目》曰:"钩藤,手、足厥阴药也。足厥阴主风,手厥阴主火。惊痫眩晕车,皆肝风相火之病,钩藤通心包于肝木,风静火熄,则诸证自除。"钩藤性凉又入肝经,擅长清肝热、息肝风。在羚角钩藤饮(《通俗伤寒论》)中,羚角与钩藤两药共为君药,既能清泄肝热,又能息风止痉;又有菊花、桑叶两味辛凉之药助清肝息风;热盛会伤及津液,须配伍生地、白芍药、生甘草三者,共能酸甘化阴,滋阴增液,柔肝舒筋;肝热旺盛易灼津成痰,故须以川贝母、鲜竹茹来清热化痰;热又易上扰心神,方用茯神木平肝、宁心安神;最后用生甘草调和诸药,多味药物共奏凉肝熄风、增液舒筋的功效,用来治疗肝经热盛动风证。钩藤除了有清肝热、息肝风功效,还能平抑肝阳。方剂天麻钩藤饮(《中医内科杂病证治新义》)中,天麻、钩藤能平肝熄风;石决明既能平肝潜阳,还能除热明目;川牛膝引血下行,能活血利水;杜仲、桑寄生补益肝肾;栀子、黄芩清肝降火;益母草、川牛膝活血利水;夜交藤、朱茯神宁心安神,多药合用具有平肝熄风、清热活血、补益肝肾的功效。此外,《别录》记载了"主小儿寒热,惊痫",钩藤可以用来治疗小儿惊哭夜啼。《本草汇言》记载了钩藤散,用钩藤与菊花、防风、党参、茯神、半夏、陈皮、麦冬、生石膏、甘草共用,专治小儿惊风。

　　《本草汇言》写到,钩藤"久煎便无力,俟它药煎熟十余沸,投入即起,颇得力也",钩藤性轻凉,故不宜久煎。《本草新编》称其"最能盗气,虚者勿投",虽说它适用于小儿的许多疾病,但因其偏于寒凉,所以不适用于所有人,寒凉药物是最伤脾胃的,脾胃虚寒者切记不可妄服钩藤,以免伤及脾胃运化水谷精微之功能,进而导致气血不足,如《本草从新》中"无火者勿服",防止寒凉之性伤及正气。

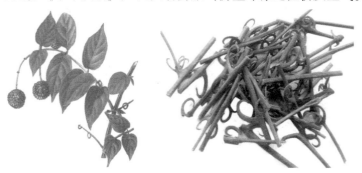

（杨倩玫）

《写村舍壁》

宋·张镃

路转溪隅草色苍，烟霏云屋带渔乡。

难头叶老陂塘暗，狗脊花繁篱落香。

景物向人须品藻，太平无地不耕桑。

何时秋入丰年社，持蟹来听压酒床。

该诗主要通过描写乡村秋天的美景，描绘了一种让人十分向往的惬意生活，让人仿若身临其境。那么狗脊为什么能够在秋天依旧遍地盛开呢？狗脊是什么呢？

狗脊又名金毛狗脊、金毛狗，为蚌壳蕨科植物金毛狗脊的干燥根茎。本品呈不规则的长块状，长 10～30 cm、直径 2～10 cm，表面深棕色，残留金黄色茸毛，上面有数个红棕色的木质叶柄，下面残存黑色细根。质坚硬，不易折断，无臭，味淡、微涩，常在秋、冬季节采挖。《纲目》云："狗脊，今人惟锉炒去毛须用。"所以狗脊常常干燥切片以备使用，可分为生狗脊片，熟狗脊片。狗脊主产于我国福建、四川等地；云南、贵州、浙江、广西等地亦产，是我国传统的中药材之一，最早出典于《神农本草经》。

狗脊味苦、甘，性温，归肝、肾经，主要功效为补肝肾、除风湿、健腰脚、利关节，治疗腰背酸疼、膝痛脚弱、寒湿周痹、失溺、尿频、遗精、带下不净。《神农本草经》记载："主腰背强，机关缓急，周痹寒湿，膝痛。颇利老人。"故本品对一部分中老年人有较好的疗效。在其配伍应用中，狗脊与萆薢同用，可用于治疗五种腰痛，利脚膝；配伍杜仲、牛膝、熟地、鹿角胶等，可用于肝肾虚损，腰膝酸软，下肢无力等症，具有补虚培元的功效；与益智仁、茯苓、杜仲等同用，可用于肾虚不固之尿频、遗尿,补肾益气。同时女子带下不净也可使用该药。现代医学用于治疗尿路感染、膀胱炎。常用的代表方有:白蔹丸、四宝丹、狗脊丸等。狗脊一日正常用量是 6 ~ 12 g,禁用于肾虚有热、小便不利,或短涩黄赤者。

好药虽好,但不可过。狗脊是现在人们口中补肾壮阳的一味良药,但是在使用的同时也要先弄明白自己属于哪种体质。首先,阴虚的患者就不宜使用狗脊,以免补益太过反而适得其反。其次,有内热的患者不宜服用,以免引起上火。服用的同时一定要把握一个安全用量,现在大多数老人认为多吃多补,其实不然。

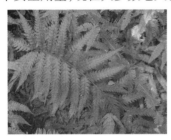 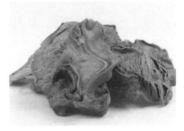

（杨倩玫）

《思明州》

元·陈孚

刺竹丛丛苦竹生，山禽无数不知名，

元宵已似春深后，龙眼花开蛤蚧鸣。

陈孚是元台州临海人，历任上蔡书院山长，翰林国史院编修等，善文善政。诗人思念家乡，写景优美雅静，以蛤蚧鸣来表达思乡之情。

读了这首诗后，大家会有一个疑惑。为什么作者要用蛤蚧的鸣叫声来寄托心里的思恋？蛤蚧是什么？

蛤蚧俗称大壁虎，又称仙蟾、大守宫。蛤蚧属壁虎亚科，脊椎爬行类动物，有小毒，一般在5—9月捕捉。体型较大，体长可达30 cm以上，头长大于尾长，背腹面略扁，头呈扁平三角形，全身布满斑点，味腥，具有多种体色，多数为砖红色，如若发现，十分好辨认。蛤蚧主要栖息在山岩或荒野的岩石缝隙、石洞或树洞内，有时也在人们住宅的屋檐、墙壁附近活动，主要分布于热带、亚热带，在我国主要分布于广东、广西、海南、香港、福建及云南，主要通过人工喂养和捕食昆虫为主，常常夜晚捕食，白天睡眠。其动作敏捷，攀附于墙面。

《雷公炮炙论》云："蛤蚧，其毒在眼，须去眼及甲上、尾上、腹上肉毛，以酒浸透，隔两重纸缓焙令干，以瓷器盛，悬屋角上一夜用之，力可十倍，勿伤尾也。"由此可见，蛤蚧需去除内脏，晒干，切块，其尾易断，能再生，是我国传统中药材之一。

蛤蚧味咸，性平，归肺、肾经，有小毒，功效为益肾补肺、定喘止嗽，主治肺肾两虚气喘咳嗽、虚劳咳嗽、咯血、肾虚阳痿、遗精、小便频数、消渴。现代科学研究发现,蛤蚧具有性激素样作用,平喘功效显著。《本草再新》云:"温中益肾,固精助阳,通淋,行血。蛤蚧尾能治疝。"在中药处方中,蛤蚧泡酒具有温补肾阳之功效,对肾虚腰痛、阳痿等症有比较好的调理作用。在蛤蚧丸中,蛤蚧配伍贝母、紫菀、杏仁、鳖甲、荚仁、桑根白皮治虚劳咳嗽及肺壅上气,补肺肾气、清肺止咳作用显著,现代医学主要用于治疗慢性支气管炎。蛤蚧散中,蛤蚧配伍白羊肺、麦门冬、款冬花、胡黄连主治肺痨咳嗽,蛤蚧和白羊肺均为血肉有情之品,补益作用更加明显,两药共用,方能补肺益肾。加味人参蛤蚧散中,人参和蛤蚧配伍主治肺肾气虚,肾不纳气之咳喘,人参补益肺气,蛤蚧补肾填精,二者配伍合用具有肺肾双补及补肾壮阳的作用。

《本草衍义》言:"补肺虚劳嗽有功。"根据上文的介绍,可以看出蛤蚧的作用十分强大,主要补肺肾之气、固精助阳,但是也不可滥用。蛤蚧禁用于由外感风寒引起的咳嗽、喘咳和阳虚火旺者,使用范围需重视。煎服:用量为 3~6 g,多入丸、散或酒剂可研磨。

近年来,中国蛤蚧的数量已急剧减少,几近枯竭。由于其属于传统中药材,因而被大量捕捉,产量剧减,价格大幅度上涨,从而刺激群众捕猎,以致陷于枯竭状况。因此蛤蚧被列为国家一级保护动物。我们在不断地开发环境的同时,就有不同的小生命失去它们的家;我们在不断地捕捉时,就让它们逐渐濒临灭亡。因此我们要时刻满怀感恩之心,在身体得到补益的同时也减少对它们的伤害。

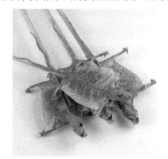

（杨倩玫）

113·

《拒霜旱莲》

宋·范成大

霜天木芙蓉，陆地旱莲草。

水花云锦尽，不见秋风好。

　　该诗重点描写了旱莲草，由此可以看出作者对于它的喜爱。诗人通过季节来描写旱莲草生长的具体过程，把一幅美好的景象向我们展现出来，让人想更进一步了解旱莲草究竟有什么作用。

　　旱莲草是菊科鳢肠的植物，因为搓揉它的茎叶时，可见黑色的汁液流出，所以又叫墨旱莲、金陵草。《本草纲目》载："紫草柔茎，断之有墨汁出，故名，俗呼墨菜是也。细实颇如莲房状，故得莲名。"旱莲草高达 60 cm，全株被白色粉毛，折断后流出的汁液数分钟后呈蓝黑色，茎直立或基部倾伏，着地生根，根呈绿色或红褐色，是我国的传统中药材之一。

　　旱莲草的精髓全在它的根茎，有很好的药用价值。现代医学研究发现旱莲草含有挥发油、鞣质、皂苷、旱莲草素及维生素 A 等化学成分，动物试验有止血效果，体外试验对金黄色葡萄球菌有抑制作用。旱莲草主要分布在辽宁、河北、山东、江苏、浙江、安徽等地。在夏、秋季割取全草，除净泥沙，晒干或阴干备用。墨旱莲炭的炮制方法：取旱莲草段片，置锅内用文火炒至焦黑色，存性，取出洒水灭火星，凉透晒干，炒炭以增强止血功效。旱莲草入药最早记载于《千金月令》。

　　《本草经疏》云："古今变白之草，当以兹为胜"，认为在中草药中，能使白发变黑的最佳药物就算旱莲草了，所以旱莲草对须发早白或老年白发有很好的疗效。墨旱莲味甘、酸，性寒，归肾、肝经，主要功效为滋补肝肾、凉血止血,用于牙齿松动,须发早白,眩晕耳鸣,腰膝酸软,阴虚血热、吐血、衄血、尿血,血痢,崩漏下血,外伤出血。现代医学用于止血和治疗各种出血。旱莲草和童便、徽墨春汁,藕节汤开服,治疗吐血成盆、大量吐血者;配伍白芨治疗咳血、便血;配伍金陵草、车前子治疗小便夹血。常与女贞子相须为用,以加强补肝益肾之功;须发早白、眉髭脱落,宜加何首乌、马料黑豆等滋补肝肾、乌须生发;或可配伍生地、白茅根、藕节、侧柏叶等凉血止血之品同用。内服煎汤 6～12 g;熬膏、捣汁或入丸、散;外用可捣敷、研末撒或捣蓉塞鼻。但墨旱莲忌铁,脾肾虚寒者禁用。

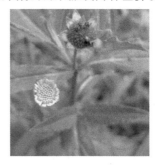
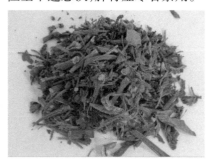

(杨倩玫)

《**题合欢**》

唐·李颀

开花复卷叶,艳眼又惊心。

蝶绕西枝露,风披东干阴。

黄衫漂细蕊,时拂女郎砧。

合欢,又名绒花树、马缨花,是豆科植物合欢初开放的花序或花蕾。前者习称"合欢花",后者习称"合欢米"。合欢喜温暖湿润和阳光充足环境,对气候和土壤适应性强,宜在排水良好、肥沃的土壤生长,但也耐瘠薄土壤和干旱气候,不耐水涝,生于山谷、平原或栽培于庭园中,分布于华东、华南、西南及辽宁、河北、河南、陕西等地。

合欢花,头状花序皱缩成团。花细长而弯曲,长 0.7 ~ 1 cm,淡黄棕色或淡黄褐色,具短梗。花萼筒状,先端 5 小齿,疏生短柔毛;花冠筒长约为萼筒的 2 倍,先端 5 裂,裂片披针形,疏生短柔毛;雄蕊多数,花丝细长,黄棕色或黄褐色,下部合生,上部分离,伸出冠筒外。体轻易碎。气微香,味淡。

合欢米,花蕾米粒状,青绿色或黄绿色,有毛,下部 1/3 被萼筒包裹。

合欢味甘,性平,无毒,归心、肝经,具有抑制中枢神经的作用,功效为解郁安神,属安神药下属分类的养心安神药。《中华古今注》曰:"欲蠲人愤,赠之以青裳。青裳,合欢也。"《养生论》也说:"合欢蠲怒,萱草忘忧。"合欢花含有合欢甙、鞣质,具有解郁安神、理气开胃、活络止痛的功效,用于心神不安、忧郁失眠,治郁结胸闷、失眠、健忘、风火眼,能安五脏,和心志,悦颜色,有较好的强身、镇静、安神、美容的作用,也是治疗神经衰弱的佳品。

下面具体介绍合欢的作用。

1.合欢治中风挛缩。用合欢枝、柏枝、槐枝、桑枝、石榴枝各五两,生锉;另取糯米五升、黑豆五升、羌活二两、防风五钱、细曲七升半;先以水五斗煎五枝,取汁二斗五升浸米、豆蒸熟,加细曲与防风、羌活,照常法酿;封 20 日后,压汁饮服,每饮五合,常有酒气即可,不宜过醉致吐。

2.合欢治肺痈。取合欢皮一掌大,加水三升,煮成一半,分两次服。

3.合欢治小儿撮口风。用合欢花枝煮成浓汁,揩洗口腔。

4.合欢治跌打损伤。将合欢皮的粗皮去掉,炒成黑色,取四两,与芥菜子(炒)一两,共研为末,每服二钱,卧时服,温酒送下,另以药末敷伤处,能助接骨。

需注意,合欢虽好,但阴虚津伤者需慎用。

合欢花在我国是吉祥之花,自古以来人们就有在宅第园池旁栽种合欢树的习俗,寓意夫妻和睦,家人团结,对邻居心平气和,友好相处。

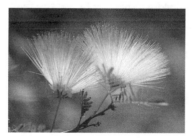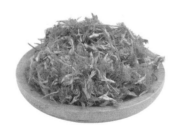

（杨倩玫）

《咏胡椒》

明·王恭

结实重番小更繁,中原无地可移根。

自从鼎鼐调和去,姜桂纷纷不共论。

胡椒,别名白胡椒、黑胡椒,为胡椒科植物胡椒的干燥近成熟或成熟果实。秋末至次春果实呈暗绿色时采收,晒干,为黑胡椒;果实变红时采收,用水浸渍数日,擦去果肉,晒干,为白胡椒。胡椒属热带温湿型植物,适合生长于年平均温度 22～28 ℃ 及年降雨量 1 800～2 800 mm 的地区,尤其喜生长于荫蔽的树林中。生长慢、耐热、耐寒、耐旱、耐风、耐剪、易移植,不耐水涝。栽培土质以肥沃的砂质壤土为佳,排水、光照需良好。我国台湾、福建、广东、广西及云南等地均有栽培。

黑胡椒呈球形,直径 3.5～5 mm,表面黑褐色,具隆起网状皱纹,顶端有细小花柱残迹,基部有自果轴脱落的疤痕。质硬,外果皮可剥离,内果皮灰白色或淡黄色。断面黄白色,粉性,中有小空隙。气芳香,味辛辣。白胡椒表面灰白色或淡黄白色,平滑,顶端与基部间有多数浅色线状条纹。

胡椒味辛,性热,有毒,归胃、大肠经,功效为温中散寒、下气消痰,主治腹痛泄泻、食欲不振、癫痫痰多,属温里药。胡椒的药理作用如下:

1. 对神经系统的影响:胡椒所含胡椒碱具有抗惊厥的作用,还具有镇静和加强其他中枢神经系统抑制药的中枢抑制作用。

2. 降血脂的作用:胡椒酸甲酯能有效抑制血清总胆固醇的增加,有效抑制胆固醇的合成,促进胆固醇排泄的作用。

3. 对心血管系统的影响:胡椒有升压的作用,但对心率无明显影响。

4. 抗寄生虫的作用:胡椒果实中所含的酰胺类化合物具有杀灭犬弓蛔虫的作用,所含的胡椒醛、胡椒碱和胡椒油碱 B 对果蝇幼虫发育有抑制作用。

5. 利胆、抗炎的作用:黑胡椒、胡椒碱可使胆汁分泌增加,固体物质减少。

因此,临床上胡椒常用于治疗以下疾病:

1. 治胃寒脘腹冷痛、呕吐:可单用,研末入猪肚中炖服;或与高良姜、荜茇等同用。

2. 治反胃及不欲饮食:可与半夏、姜汁为丸服。

3. 治脾胃虚寒之泄泻:可与吴茱萸、白术等同用。

4. 治痰气郁滞,蒙蔽清窍的癫痫痰多证:常与荜茇等分为末服。

胡椒与其他中药配伍使用,还能发挥更多的作用。

1. 胡椒配半夏:胡椒辛热纯阳,善除胃肠冷气,下气行滞,宽中快膈;半夏辛温燥散,善降逆和胃止呕。两药配伍,可增强降逆止呕的作用,适用于胃气上逆之翻胃及不思饮食等。

2. 胡椒配吴茱萸:胡椒温中散寒之力较弱;吴茱萸散寒止痛之力较强。两药配伍,可增强温中散寒、温胃止呕的作用,适用于脾胃虚寒之呕吐、泄泻等。

3. 胡椒配白术:胡椒辛热,长于温中散寒;白术甘温,善于健脾燥湿。两药配伍可增强健脾燥湿、温中散寒的作用,适用于脾气不足、运化失运之泄泻等。

4. 胡椒配荜茇:胡椒长于温中散寒,下气消痰;荜茇善于温中散寒,下气止痛。两药配伍既可增强温中散寒的作用,又具有下气行滞、消痰宽胸的作用,适用于胃寒腹痛、呕吐、呃逆、泄泻等,又可用于痰气郁滞、蒙蔽清窍的癫痫痰多之证。

5. 胡椒配高良姜:胡椒长于温中散寒,下气行滞;高良姜善于散寒止痛、温中止呕。两药配伍可增强温中散寒、降逆止呕的作用，适用于胃寒冷痛、呕吐等。

胡椒适宜胃寒反胃、呕吐清水、心腹冷痛、泄泻冷痢、食欲不振、慢性胃炎、胃内停水者以及感受风寒或遭受雨淋之人服食。胡椒与鱼、肉、鳖、蕈诸物同食，可防食物中毒。胡椒功效虽然很多，但也不可多食，孕妇慎服。凡阴虚有火、内热素盛、干燥综合征、糖尿病以及咳嗽、吐血、咽喉口齿目疾和痔疮患者忌食，胃及十二指肠溃疡与高血压患者也不宜使用。

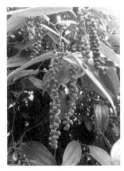 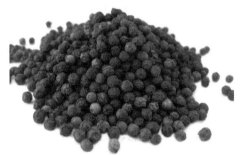

（杨倩玫）

《咏琥珀》

唐·韦应物

曾为老茯神,本是寒松液。

蚊蚋落其中,千年犹可觌。

这是唐代诗人韦应物描写的一块内含蚊蚋的琥珀,当松树流下黏稠的泪滴,如果恰巧有一只蚊蚋在下面,它的泪滴到它身上,那么,就是诗人描述的样子了。

琥珀,为古代松科松属植物的树脂,埋藏在地下年久转化而成的化石样物质。在中国古代,琥珀又被称为虎魄、兽魄、顿牟、遗玉、红珠、董陆。有的传说是虎死后精魂入土而化,有的传说是龙血入地而成,有的甚至是虎的目光凝聚而成。琥珀是深受人们喜爱的一种珍贵宝石,晶莹透明,色彩绚丽动人,暗处透过灯光一看,仿佛是一颗夜明珠。在李白的诗句中也有琥珀,"兰陵美酒郁金香,玉碗盛来琥珀光",可见很久以前琥珀就出现在人们的生活中。

琥珀可以入药,而且还是一种名贵的中药。南北朝陶弘景所著的《名医别录》概括的琥珀三大功效为:一是去惊定神,二是活血散瘀,三是利尿通淋。李时珍也在《本草纲目》中记载,琥珀可以"安五脏,定魂魄,杀精魅邪鬼,消瘀血,痛五淋"。所以临床也有三大用途:第一,用于治疗失眠、心悸;第二,用于治疗月经不通;第三,用于治疗小便不畅。琥珀加水煮沸不得融化变软,久煮不化,所以服用方法是研粉冲服。

诗人说琥珀曾为茯神,那茯神又为何物呢? 茯神为茯苓菌的菌核抱松根而生的部分,味甘、淡,性平,入心、脾经。因其抱木心而生,故可医人心病,可以祛心经之痰湿,以开心益智、安魂养神,用于治疗心虚惊悸、失眠、健忘、惊痫、小便不利等。

说起茯神,大文学家柳宗元有一篇《辨茯神文》传世。柳宗元因长年笔耕劳累,患有心悸、胸痛病,医生嘱其将中药茯神二两煎汤服用。柳宗元按医嘱从市场买了茯神煎服。哪知服后不久便觉得胸中烦闷加重,头昏恶心,精神恍惚。家人急将其送至医生处。柳宗元倾其苦衷,怨其医道。医生甚感奇怪,遂让柳宗元的家人取来药渣审视。原来柳宗元买来的不是茯神,而是老芋。医生说:"非我医方有错,是先生被药贩所骗,错买了毒芋。"医生又介绍说,毒芋又叫蹲鸱、野芋,主产于钱塘一带,食之有毒,形叶相似如一根,可杀人;而茯神则是补益上品。二者一补一毒,天地之别。真相大白,柳宗元向医生作揖赔罪。医生让徒弟将上等茯神取来送给柳宗元,让其按法服用。半月后,柳宗元康复。假药野芋冒充茯神出售,可致人中毒,老百姓如何识得真假? 柳宗元一直挂记着这事,他欣然运笔于纸上,写下了《辨茯神文》,文中写道:"茯神之神,在于舒肝愉心,解积化滞,调和阴阳,君子食之,其乐扬扬。野芋多生于低温之地,于水中潜藏繁盛,常与蝗虫混杂滋生。单夫施计伎,刮野芋皮,削于茯神状,中空而外泽,以假乱真,敝之误服之,险遭不测。乱真之世,无力挽救,药物既多假,知之者甚少,故著词意,以悟来者。"

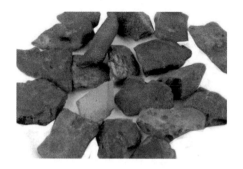

（杨倩玫）

《龙门阁》

唐 · 杜甫

清江下龙门,绝壁无尺土。长风驾高浪,浩浩自太古。
危途中萦盘,仰望垂线缕。滑石欹谁凿,浮梁袅相挂。
目眩陨杂花,头风吹过雨。百年不敢料,一坠那得取。
饱闻经瞿塘,足见度大庾。终身历艰险,恐惧从此数。

滑石,别名液石、夕冷、活石、生滑石、飞滑石、白滑石、画石,为硅酸盐类矿物滑石的块状体,采得后,去净泥土、杂石,或将滑石块刮净,用粉碎机粉碎,过细筛后即成滑石粉。本品呈扁平形、斜方形或不规则块状,大小不一,全体白色、蛋青色或黄白色,表面有珍珠样光泽,半透明或不透明,质软而细致,手摸有滑润感,用指甲即可刮下白粉,无臭,无味,有微凉感,以整洁、色青白、滑润、无杂石者为佳。滑石多产于变质岩、石灰岩、白云岩、菱镁矿及页岩中,分布于江西、山东、江苏、陕西、山西、河北、福建、浙江、广东、广西、辽宁等地。

滑石味甘、淡,性寒,归膀胱、肺、胃经。

滑石的临床应用主要体现在以下两个方面:

1. 保护皮肤和黏膜的作用:滑石粉由于颗粒小,总面积大,能吸附大量化学刺激物或毒物,因此当撒布于发炎或破损组织的表面时,对组织有保护的作用;内服时除保护发炎的胃肠黏膜而发挥镇吐、止泻作用外,还能阻止毒物在胃肠中的吸收。滑石也不是完全无害的,在腹部、直肠、阴道等处可引起肉芽肿。

2. 抗菌作用:用平板法时,使培养基含 10% 的滑石粉,对伤寒杆菌与副伤寒甲杆菌有抑制作用;用纸片法则可测出滑石对脑膜炎球菌有轻度抑菌作用。

因此,临床上,滑石常用于利尿通淋、清热解暑,外用祛湿敛疮,属利水渗湿药下属分类的利尿通淋药;但是脾胃虚弱者、热病津伤者或肾虚滑精者均应禁服,孕妇慎服。

此外,滑石在日常生活中还有如下用处:

1. 烦热多渴:用滑石二两,捣碎,加水三大碗,共煎成三碗。去渣留水,和米煮粥吃。

2. 女劳黄疸(下半天发热恶寒,小腹急,大便溏黑,额头变为黑色):用滑石、石膏,等分为末,大麦汁送下,一日三次。小便大利即愈,腹满者难治。

3. 伤寒症流鼻血(因汗出不来而流鼻血:如血色紫黑,不可止血,还要服温性之药,等到有鲜血流出,便急服本药止血):用滑石粉和米饭捏成丸子,如梧子大。每服十丸,在口中稍稍嚼破,清水送下。血立止。

4. 小便不通:用滑石粉一升,加车前汁,调匀,涂脐的周围,干了就换。冬天没有车前汁,可用水代替。

5. 妊妇尿涩不通:用滑石粉和水调匀,糊在脐下两寸处。

6. 伏暑吐泻(小便赤色、心烦、口渴):用滑石(烧过)四两、藿香一钱、丁香一钱,共研为末。每服二钱,米汤送下。此方名"玉液散"。

7. 风毒热疮(遍身流黄水):先用虎杖、豌豆、甘草各等分,煎水洗浴,然后用滑石粉扑敷身上。

8. 下部湿汗,脚趾缝烂痒:用滑石一两、石膏(煅)半两、枯白矾少许,共研为末,干搽患处。

9. 打伤肿痛:用滑石、赤石脂、大黄各等分,共研为末。热茶洗伤处后将药敷上。

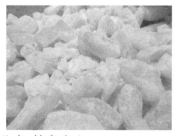

10. 热毒怪病(眼睛发红,鼻子肿大,喘气,浑身出斑,毛发如铁):用滑石、白矾各一两,研细,加水三碗,煮成一碗半。不停地饮此水,饮完为止。

(杨倩玫)

059 槐花

《残句槐花黄》

宋·苏轼

槐花黄，举子忙；

促织鸣，懒妇惊。

槐花，别名金药树、护房树、豆槐、槐米，为豆科植物槐的干燥花及花蕾，前者习称"槐花"，后者习称"槐米"。夏季花开放或花蕾形成时采收，及时干燥，除去枝、梗及杂质。槐花生于山坡、平原或植于庭园，主产于我国河北、山东、河南、江苏、广东、广西、辽宁等地。

槐花皱缩而卷曲，花瓣多散落。完整者花萼钟状，黄绿色，先端5浅裂；花瓣5，黄色或黄白色，1片较大，近圆形，先端微凹，其余4片长圆形。雄蕊10个，其中9个基部连合，花丝细长，雌蕊圆柱形，弯曲；体轻；无臭，味微苦。槐米呈卵形或椭圆形，长2~6 mm，直径约2 mm。花萼下部有数条纵纹。萼的上方为黄白色未开放的花瓣。花梗细小；体轻，手捻即碎；无臭，味微苦涩。

槐花味苦，性微寒，归肝、大肠经，具有抗菌、凝血、止血的功效。药理研究表明，槐花所含芸香苷及其苷元槲皮素能保持毛细血管的正常张力，降低其通透性，可使因脆性增加而出血的毛细血管恢复正常弹性。槲皮素可以扩张冠状血管，改善心肌循环，增强心的收缩力和输出量，并降低心率；有抗炎、解痉和抗溃疡作用，对细菌、病毒和真菌均有抑制作用。

槐花在临床上常用于凉血止血、清肝泻火，属止血药下属分类的凉血止血药。有以下几方面的药理作用：

1.治大肠下血：槐花、荆芥穗等分，为末，酒服一钱匕。

2. 治脱肛:槐花、槐角等分炒香黄,为细末,用羊血蘸药,炙热食之,以酒送下;或以猪膘去皮,蘸药炙服。

3. 治小便尿血:槐花(炒)、郁金(煨)各 30 g,为末,每服 6 g。淡豉汤下。

4. 治血淋:槐花烧过,去火毒,杵为末,每服 3 g,水酒送下。

5. 治血崩:陈槐花 30 g,百草霜 15 g,为末,每服 9~12 g,温酒调下。

6. 治白带不止:槐花(炒)、牡蛎(煅)等分,为末,每酒服 9 g,取效。

7. 治吐血不止:槐花不拘多少,火烧存性,研细,入麝香少许。每服 9 g,温糯米饮调下。

8. 治中风失音:槐花一味炒香熟,三更后床上仰卧,随意服。

槐花用处很多,但是脾胃虚寒及阴虚发热而无实火者慎服,同时应注意过敏反应。曾报告 1 例小儿因口含槐花后引起过敏反应,出现发烧、颜面、颈及四肢皮肤潮红,表面有大小不等的密集丘疹,加压不退、瘙痒、刺痛,面颊及颈前区有直径约 0.5 cm 圆形隆起白色水泡和片状糜烂,并有少许渗液;斑贴试验阳性。初用苯海拉明治疗效果不佳,后改给氢化可的松而渐恢复。

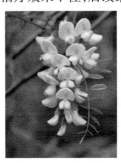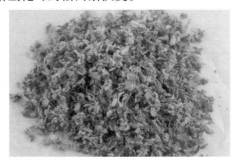

（杨倩玫）

060 黄柏

《天坛(节选)》

明·徐渭

黄柏太苦蔗太甘,盛时文字忌新尖。

当时作颂卑枚马,付与金华宋景濂。

黄柏,别名川黄柏、黄檗皮、黄皮树皮、檗皮、黄檗。本品为芸香科植物黄皮树或黄檗的干燥树皮。前者习称"川黄柏",后者习称"关黄柏"。剥取树皮后,除去粗皮,晒干。生于山地杂木林中或山谷溪流附近。分布于陕西南部、浙江、江西、湖北、四川、贵州、云南、广西等地。

川黄柏:呈板片状或浅槽状,长宽不一,厚3~6 mm。外表面黄褐色或黄棕色,平坦或具纵沟纹,有的可见皮孔痕及残存的灰褐色粗皮。内表面暗黄色或淡棕色,具细密的纵棱纹。体轻,质硬,断面纤维性,呈裂片状分层,深黄色。气微,味甚苦,嚼之有黏性。

关黄柏:厚2~4 mm。外表面黄绿色或淡棕黄色,较平坦,有不规则的纵裂纹,皮孔痕小而少见,偶有灰白色的粗皮残留。内表面黄色或黄棕色。体轻,质较硬,断面鲜黄色或黄绿色。

黄柏味苦,性寒,归肾、膀胱经。黄柏与黄连一样含较多的小檗碱,故其药理作用大体相似,但黄柏含量较黄连低,并含有其他成分,作用亦有些差异。

黄柏的功效为清热、燥湿、泻火、解毒;主治热痢、泄泻、消渴、黄疸、痿躄、梦遗、淋浊、痔疮、便血,亦治白带下、骨蒸劳热、目赤肿痛、口舌生疮、疮疡肿毒等,临床应用非常广泛。

1. 治疗流行性脑脊髓膜炎。用黄柏制成的流浸膏(每 mL 相当生药黄柏1 g),3岁以下每6小时服3 mL,3岁以上4~6 mL,成人

6～10 mL。轻症治疗后1天即可好转,一般约在治疗8天后症状与体征消失,约10天后脑脊液转为正常。治疗同时仍应予水分、营养及常规护理,并辅以一般的对症处理。

2.治疗细菌性痢疾。内服黄柏干浸膏(0.13 g=生药1 g),每次0.4 g,每日3～4次。对于慢性细菌性痢疾,可用黄柏皮切碎晒干,研粉过筛,再用10%酒精泛丸。每次4 g,日服2次,7天为一个疗程。

3.治疗肺炎。用0.2%黄柏碱注射液,每次肌内注射3 mL,每8小时1次,体温降至正常后2～3天,减为每日注射2次。实验证明,黄柏碱在试管内对肺炎双球菌、金黄色葡萄球菌均有显著的抑制作用。

4.治疗肺结核。用0.2%黄柏碱注射液3～6 mL,肌肉注射,每日2次,2个月为1个疗程。一般认为黄柏碱注射液对浸润型渗出为主的炎性病灶有良好的效果,对增殖性病灶则疗效不显。服药后热度很快恢复正常,咯痰减少,食欲增进,体重增加。

5.治疗肝硬化、慢性肝炎。用黄柏小檗碱注射液治疗肝硬化数例,治疗效果佳,其间未见副作用。

6.治疗滴虫性阴道炎。每晚清洗阴道后,塞黄柏栓剂1枚(每枚重7 g,含黄柏碱0.5 g),4次为1个疗程;对阴道宫颈炎患者,隔日使用1枚。本药对妊娠及未婚者,均可使用。

7.治疗急性结膜炎。用10%黄柏煎液滴眼,每次用1～2 mL冲滴,每日2～3次。由于黄柏质量不同,疗效亦有差别。

8.治疗慢性化脓性中耳炎。采用20%或30%黄柏煎液(滤过冷藏)滴耳。用时先以双氧水洗净外耳道脓液,拭干,而后滴入药液5～10滴,侧卧15 min。

9.治疗慢性上颌窦炎。局部穿刺冲洗后,用黄柏流浸膏的30%稀释液徐徐注入,每侧隔4日注入1次。

10.治疗耳部湿疹。用黄柏粉(含小檗碱1.6%)1份,香油1.2份,调成糊状,每日涂药1次。涂药1～2次后85%以上患者湿烂面干燥结痂,5~7次后均基本好转或痊愈。

黄柏的作用虽多,但脾虚泄泻、胃弱食少者忌服。更要注意黄柏所致的过敏性药疹,曾有1例患者用开水冲服黄柏1钱左右,服药5~6 h后,胸部发痒,继起多个小疙瘩,并蔓延全身,经脱敏常规治疗而愈。事后再用黄柏煎液行皮肤划痕试验,呈强阳性反应。

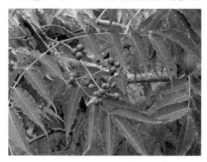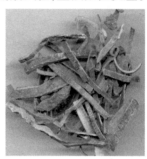

（杨倩玫）

《饵黄精》

唐·韦应物

灵药出西山,服食采其根。

九蒸换凡骨,经著上世言。

候火起中夜,馨香满南轩。

斋居感众灵,药术启妙门。

自怀物外心,岂与俗士论。

终期脱印绶,永与天壤存。

　　唐代诗人韦应物的这首诗主要介绍了黄精的起源、使用方法、药理作用以及人们在不断实践中发现的真理,并增加了神话色彩,使黄精变得更加神秘。该诗人诗风恬淡高远,擅长写景,通过黄精将山中美景描写出来,让人感受到清新自然的美景。

　　现代人总认为自我认知是对的,不乐于求助医生。但往往就是这样的盲目自信伤害了我们的身体。听说黄精可以使头发由白发变为黑发,就开始肆无忌惮地大量进服。那么这样是好还是坏呢?答案是坏。那么我们应该如何掌握正确的用量呢?到底哪一类人适合服用呢?

　　黄精又名老虎姜、鸡头参、生姜,为百合科植物黄精、囊丝黄精、热河黄精、滇黄精、卷叶黄精等的根茎。《图经衍义本草》云:"根、叶、花、食皆可食之。"根状茎圆柱状,由于结节膨大,节间一头粗、一头细,在粗的一头有短分枝(《中药志》称这种根状茎制成的药材为"鸡头黄精"),直径 1～2 cm,茎高 50～90 cm,或可 1 m 以上,有时呈攀缘状。浆果直径 7～10 mm,黑色,具 4～7 颗种子,花期 5—6 月、果期 8—9 月。黄精叶形状似竹叶,因此使用时需仔细辨认。黄精的花朵呈淡淡的黄色,也可呈紫红色,远远看起来,漂亮极了。

黄精的重要部分在根部,一般春、秋两季采收,以秋季采收者质量好。黄精是我国传统的补益类中药材之一,主要产于我国黑龙江、吉林、辽宁、河北等地,因其喜湿故生长于生林下、灌丛或山坡阴处。因黄精的产地不同,所以有不同的命名,如滇黄精、黄精、多花黄精,此处主要介绍黄精。

黄精在春秋季节采挖后,需去须根,用水洗净,置沸水中略烫或蒸至透心,干燥。因炮制方法不同,还有一类酒黄精,其炮制方法为:取净黄精,照酒炖法或酒蒸法炖透或蒸透,稍晾,切厚片,干燥。每 100 kg 黄精,用黄酒 20 kg。黄精味甘,性平,归脾、肺、肾经,功效为养阴润肺、补脾益气、滋肾填精,主治阴虚劳嗽、肺燥咳嗽、脾虚乏力、食少口干、消渴、肾亏腰膝酸软、阳痿遗精、耳鸣目暗、须发早白。

《本经逢原》记载:"黄精为补黄宫之圣品,宽中益气,使五脏调和,肌肉充盛,骨髓强坚,皆是补阴之功。"黄精补益作用虽好,但也不可盲目跟随。现代人常常将黄精当作蔬菜食用,对身体十分有益。黄精也可配伍苍术、天门冬、枸杞、松叶,加入适量白酒,保持干燥,存放 3—4 个月,可用于中老年人须发早白、视物昏花、风湿痹症、四肢麻木、腰膝酸软等病症。中寒泄泻、痰湿痞满气滞者忌服黄精,否则不但不会健脾,反而会增加脾胃的负担。大家要通过医生的正规指导去买药、服药,切勿只听取他人的只言片语。

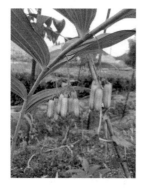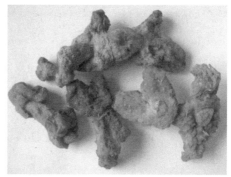

（杨倩玫）

《沁源山中》

金·王特起

野夫不识武城宰,问之无言色微改。但说今年秋雨多,黄芪满谷无人采。

踏遍西城锦石盘,莫投佛屋解征鞍。隔林依约见灯火,山谷人家初夜寒。

黄芪,又名黄耆,是豆科黄芪属植物多年生草本,蝶形花亚科。《本草纲目》云:"耆,长也。黄耆色黄,为补药之长,故名。"黄芪因颜色、功用而得名。黄芪主根肥厚有分枝,茎直立,上部多分枝,有细棱,被白色柔毛。黄芪在我的记忆里是叫黄参,还记得小时候奶奶告诉我黄芪可以用来泡酒、煲汤,对人的身体十分有好处。但是黄芪却常常和蒺藜分辨不清,有人说:"行家人,问一下便知谁是黄芪。"但是这个用我们现代的理论是行不通的,现代黄芪一般是由人工种植,蒺藜一般生长在野外,有毒,有配伍禁忌,孕妇及气弱者慎用。

黄芪常生长于湖边、沙土地,也可生长在山坡草地。我国各地均有人工栽培,但主要还是分布于东北部。黄芪药性入其根,是我国传统的中药之一。每当秋季,就可以进行采挖了,但在采挖时需借助工具,采挖全根,避免破坏外皮。采挖后,需除去泥土,修须根及根头,晒至半干,堆放 1~2 天后,再晒全干。黄芪入药最早记载于《神农本草经》。

黄芪味甘、性微温,归脾、肺经,具有补气固表、托毒排脓、利尿、生肌等功效,常用于气虚乏力、久泻脱肛、自汗、水肿、子宫脱垂、慢性肾炎蛋白尿、糖尿病、疮口久不愈合等。在中药归脾汤方里,黄芪配伍人参、白术、甘草甘温之品补脾益气以生血,使气旺而血生,主要运用于心脾气血两虚证。补中益气汤中黄芪入脾、肺经,补中益气,升阳固表,为君药,配伍人参、炙甘草、白术,补气健脾,调和营卫,主要运用于脾虚气陷证。牡蛎散中黄芪固卫益气,以麻黄根领之达表而止汗,配牡蛎潜其虚阳,敛其津液,两者合用,共奏固表止汗之功效,主治体虚自汗、盗汗症。黄芪用量以 10～15 g 为宜,在临床上可加其用量,但不宜超过 30 g。李时珍在《本草纲目》中记载:"黄芪,补药之长。"黄芪甘温,易助火敛邪、表实邪盛、气滞湿阻、食积、阴虚阳亢、疮痈毒盛等均不宜使用。

　　黄芪无毒无害,是一味有益人体健康的补药,但是如果我们不知道它的禁忌就会产生副作用。首先,黄芪和杏仁相克,轻者中毒,重者则会诱发癌症。其次,黄芪泡水后,一定不可一次饮完,否则会造成身体的不适。最后,感冒发热、肾虚、孕妇均不可使用。补药虽好,但要通过合理的辨证论治去运用,不然反而增加身体的负担。

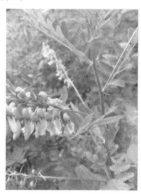 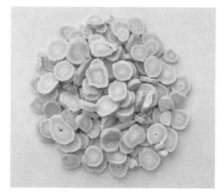

（杨倩玫）

《闲居 其十五》

明·梁以壮

天地唯空阔，幽居亦静深。畏纶鳏有翼，舐铁貊何心。

烟到柳边白，潮生花外阴。热情都去尽，不用鬴黄芩。

　　黄芩，别名山茶根、黄芩茶、土金茶根，为唇形科植物黄芩的干燥根。春、秋二季采挖，除去须根及泥沙，晒后撞去粗皮，晒干。黄芩呈圆锥形，扭曲，长 8～25 cm，直径 1～3 cm，表面棕黄色或深黄色，有稀疏的疣状细根痕，上部较粗糙，有扭曲的纵皱或不规则的网纹，下部有顺纹和细皱。质硬而脆，易折断，断面黄色，中间红棕色，通称子芩，以清火养阴为主；老根中心枯朽状或中空，呈暗棕色或棕黑色，称枯芩，以清火败毒为主。生于海拔 60～1 300 米向阳草坡地、荒地上，产于我国黑龙江、辽宁、内蒙古、河北、河南、甘肃、陕西、山西、山东、四川等地，江苏也有栽培。

　　黄芩味苦，性寒，归肺、胆、脾、胃、大肠、小肠经，功效为清热燥湿、泻火解毒、凉血止血、安胎，用于湿温、暑温胸闷呕恶、湿热痞满、泻痢、黄疸、肺热咳嗽、高热烦渴、血热吐血、痈肿疮毒、胎动不安等症。黄芩的药理作用很多：煎剂在体外对痢疾杆菌、白喉杆菌、绿脓杆菌、伤寒杆菌、副伤寒杆菌、变形杆菌、金黄色葡萄球菌、溶血性链球菌、肺炎双球菌、脑膜炎球菌、霍乱弧菌等有不同程度的抑制作用；黄芩苷、黄芩苷元对豚鼠离体气管过敏性收缩及整体动物过敏性气喘，均有缓解作用，并与麻黄碱有协同作用，能降低小鼠耳毛细血管通透性；黄芩还有解热、降压、镇静、保肝、利胆、抑制肠管蠕动、降血脂、抗氧化、调节 cAMP 水平、抗肿瘤等作用。黄芩水提物对前列腺素生物合成有抑制作用。

黄芩在临床上的应用非常广泛，主要包括以下几个方面：

1. 湿温，暑湿，胸闷呕恶，湿热痞满，黄疸泻痢：黄芩味苦性寒，功能清热燥湿，善清肺胃胆及大肠之湿热，尤长于清中上焦湿热。

2. 肺热咳嗽，高热烦渴：黄芩主入肺经，善清泻肺火及上焦实热，用其治肺热壅遏所致咳嗽痰稠、肺热咳嗽气喘、肺热咳嗽痰多。

3. 血热吐衄：黄芩能清热泻火以及凉血止血，可用治火毒炽盛迫血妄行之吐血、衄血等症及其他出血症，崩漏。

4. 痈肿疮毒：黄芩有清热泻火解毒的作用，可用治火毒炽盛之痈肿疮毒、热毒壅滞痔疮热痛。

5. 胎动不安：黄芩具清热安胎之功，用其治血热胎动不安、气虚血热胎动不安、肾虚有热胎动不安。

6. 西医诊为急性胃炎、贲门痉挛、幽门痉挛、上消化道出血属于上焦热盛者，肝炎、胰腺炎、胆囊炎、黄疸属于肝胆湿热者，细菌性痢疾、阿米巴痢疾、急慢性肠炎属于大肠湿热者，上呼吸道感染、支气管炎、支气管扩张、肺炎属于肺热壅盛者，化脓性感染属于热毒壅盛者。

应用黄芩时，也有需要注意之处。《本草经疏》记载："脾肺虚热者忌之。凡中寒作泄，中寒腹痛，肝肾虚而少腹痛，血虚腹痛，脾虚泄泻，肾虚溏泻，脾虚水肿，血枯经闭，气虚小水不利，肺受寒邪喘咳，及血虚胎不安，阴虚淋露，法并禁用。"

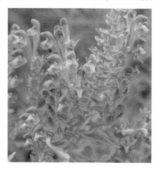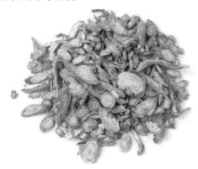

（杨倩玫）

《古风八首·其二》

清·张之洞

上山采苦菜，青青不盈筐。

暮春茁寸玉，食之生清凉。

菲薄野人味，岂荐鼎俎旁。

自殊春荠甘，敢望秋藿香。

贵人餍刍豢，肠腐亦当防。

为君已内热，恐君不能尝。

　　藿香，别名土藿香、猫把、青茎薄荷，为唇形科植物广藿香或藿香的全草。广藿香于6—7月生长繁茂时采收，海南地区每年收2次，第1次在5—6月，第2次在9—10月，除去须根、泥土，晒2～3天，堆放，闷2天后再晒，再闷，如此堆晒至干为止。藿香第1次在6—7月开花时采收，第2次在10月采收，采后晒干或阴干。单用老茎者，药材名"藿梗"。

　　广藿香干燥全草长30～60 cm，分枝对生。老茎略呈四方柱形，四角钝圆，直径4～10 cm，表面灰棕色或灰绿色，茸毛较少，质坚不易折断，断面粗糙，黄绿色，中央有白色髓；嫩茎略呈方形，密被茸毛，质脆易断，断面灰绿色。叶片呈灰绿色或黄绿色，多皱缩或破碎，两面均密生茸毛，质柔而厚。气香，浓郁，味微苦而辛。以茎粗、结实、断面发绿、叶厚柔软、香气浓厚者为佳。产于广东。一般认为本种的品质较优。

　　藿香又名土藿香、杜藿香，干燥全草长60～90 cm。茎呈四方柱形,四角有棱脊,直径 3 ~ 10 mm,表面黄绿色或灰黄色,茸毛稀少,或近于无毛;质轻、脆,断面中央有白色髓。老茎坚硬,木质化,断面中空。叶多已脱落,剩余的叶灰绿色,皱缩或破碎,两面微具毛,薄而脆。有时枝端有圆柱形的花序,土棕色,小花具短柄,花冠多脱落,小坚果藏于萼内。气清香,味淡。以茎枝青绿、叶多、香浓者为佳。主产于四川、江苏、浙江、湖北、云南、辽宁等地。

藿香味辛,性微温,归肺、脾、胃经,功效为化湿醒脾、辟秽和中、解暑、发表,用于湿阻脾胃、脘腹胀满、湿温初起、呕吐、泄泻、暑湿、发热恶寒、恶寒发热、胸脘满闷等症。其挥发油能促进胃液分泌,增强消化力,对胃肠有解痉作用。有防腐和抗菌作用,此外,还有收敛止泻、扩张微血管而略有发汗等作用。

藿香的实际运用如下:

1. 芳香化湿,用于湿阻中焦证。本品气味芳香,为芳香化湿浊要药。常配伍苍术、厚朴、半夏等,用于湿浊内阻,中气不运。

2. 止呕,用于呕吐。本品既能化湿,又能和中止呕。偏于寒湿者,可配伍丁香、白豆蔻等;偏于湿热者,配伍黄连、竹茹等。

3. 解暑发表,用于暑湿或湿温初起。本品既能化湿,又可发表。与紫苏、半夏、厚朴等同用,治疗暑月外感风寒,内伤生冷而致恶寒发热、头痛脘痞、呕吐泄泻。

4. 西医诊为慢性胃肠炎属于湿阻中焦者,胃肠神经官能症、胃肠型感冒、急性胃肠炎属于暑湿表证者。

由于藿香本身是一种具有芳香味的植物,全株都具有香味,所以常常将藿香与其他具有芳香味的植物进行搭配,运用到一些盲人服务绿地,可以提高盲人对植物界的认识。藿香绿化带多用于花径、池畔和庭院成片栽植。

藿香的食用部位一般为嫩茎叶,其嫩茎叶为野味之佳品,可凉拌、炒食、炸食,也可做粥。藿香亦可作为烹饪佐料或材料。因其具有健脾益气的功效,是一种既是食品又是药品的烹饪原料,故某些比较生僻的菜肴和民间小吃常利用它来丰富口味,增加营养价值。

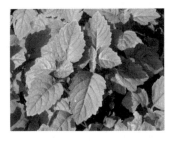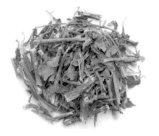

（杨倩玫）

《马诗二十三首·其二》

唐·李贺

腊月草根甜,天街雪似盐。

未知口硬软,先拟蒺藜衔。

蒺藜,又名刺蒺藜、白蒺藜、硬蒺藜,为蒺藜科植物蒺藜的干燥成熟果实。秋季果实成熟时,采割植株,晒干,打下果实,除去杂质。复果实多由5个分果瓣组成,放射状排列成五棱状球形,直径0.7~1.2 cm。商品常裂为单一的分果瓣,呈斧状三角形,长3~8 mm,背部淡黄绿色,隆起,有纵棱及多数小刺,并有对称的长刺和短刺各1对,呈"八"字形分开,两侧面粗糙,有网纹,灰白色;果皮坚硬,木质,内含种子3~4粒。种子卵圆形,稍扁,淡黄绿色,有油性。气微,味苦。生于田野、路旁及河边草丛,分布于全国各地,以长江北部为多,河南、河北等地有栽培。

蒺藜味辛、苦,性微温,有小毒,归肝经,功效为平肝解郁、活血祛风、明目、止痒,用于头痛眩晕、胸胁胀痛、乳闭乳痈、目赤翳障、风疹瘙痒,属平肝息风药下属分类的平肝息风药。蒺藜具有抗心肌缺血、延缓衰老、性强壮、抗乙酰胆碱等作用。药理实验表明,蒺藜水有降压、利尿的作用。此外,蒺藜水提取部分有抗变态反应,对2,4-二硝基氯苯引起的小鼠接触性皮炎有抑制作用。

蒺藜与其他中药配伍使用,也能发挥诸多疗效,主要包括以下几个方面:

1. 治肺痈、肺痿,咳唾脓血腥秽:蒺藜(带刺炒)150 g,百合、川贝各(炒)30 g,共为细末。每早晚各服9 g,白汤调送。

2. 治乳胀不行或乳岩作块作痛:蒺藜(带刺炒)二三斤,为末。

每早、午、晚不拘时,白汤作糊调服。

3.治下痢:蒺藜二升,捣汁温服。以为度。

4.治小便不通,腹胀:蒺藜炒黄为末,黄酒调下。

5.治一切脚气,不问虚实寒热:蒺藜(带刺炒)240 g,木瓜(炒)150 g,共为末,每早服15 g,白汤调服。

此外,日常使用过程中注意血虚气弱及孕妇应慎服蒺藜。

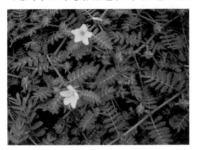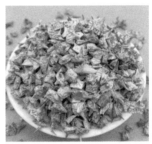

(杨倩玫)

《秋日过钟抱素宅 其一》

明·区越

稍就檐阴避午阳,蕙兰中暑亦姜黄。

香风坐抱醒还醉,楚客归来闲似忙。

重叠晚山天绘画,风流诗社客杯觞。

登高正待茱萸老,且采芙蓉为制裳。

姜黄,别名黄姜、毛姜黄、宝鼎香、黄丝郁金,为姜科植物姜黄的干燥根茎。冬季茎叶枯萎时采挖,洗净,煮或蒸至透心,晒干,除去须根。本品由主根茎加工的呈卵圆形或纺锤形,长 2～5 cm,直径 1～3 cm。表面棕黄色至淡棕色,粗糙,有皱缩纹理和明显环节,附短的须根,并有多数点状下陷的须根或少数圆形侧生根茎痕。质坚硬,不易折断,断面深黄色至红黄色,角质,具蜡样光泽,有点状维管束。气香特异,味辛,微苦。由侧生根茎加工的呈圆柱形,稍扁压,长 2.5～6 cm,直径 0.8～1.5 cm,略弯曲,常有短的分枝,一端圆钝,一端为断面。表面有纵皱纹和明显环节。多栽于向阳、土壤肥厚质松的田园中,分布于我国福建、浙江、台湾、湖北等地。

姜黄味苦、辛,性温,归脾、肝经,功效为破血行气、通经止痛,治心腹痞满胀痛、臂痛、癥瘕、妇女血瘀经闭、产后瘀停腹痛、跌扑损伤、痈肿,用于气滞血瘀的胸腹痛、痛经及肢体疼痛。常配元胡、香附。属活血化瘀药下属分类的活血止痛药。药理研究表明,姜黄有保肝、利胆、抗菌、抗炎、抗肿瘤、抗艾滋病、降血脂、抗病原微生物及抗病原虫、加快创伤愈合、抗突变等作用,对消化系统有保护作用,能增加心脏冠脉血流量、抗凝血和抑制血小板聚集等。

姜黄与其他中药配伍使用,也能治疗诸多疾病,主要包括以下几个方面：

1.治心痛不可忍：姜黄(微炒)、当归(切,焙)各一两,木香、乌药(微炒)各半两。上四味,捣罗为散,每服二钱匕,煎茱萸醋汤调下。

2.治九种心痛,发作无时,触痛不可忍者：姜黄三分,槟榔半两,干漆(捣碎,炒令烟出)半两,石灰(炒令黄色)一两。上药为细末,每服二钱,温酒调下,不拘时候。

3.治胃炎、胆道炎、腹胀闷、疼痛、呕吐、黄疸：姜黄一钱五分,黄连六分,肉桂三分,延胡索一钱二分,广郁金一钱五分,绵茵陈一钱五分。水煎服。

4.治臂背痛,非风非痰：姜黄、甘草、羌活各一两,白术二两。每服一两,水煎。腰以下痛,加海桐皮、当归、芍药。

5.治室女月水滞涩,调顺营气：姜黄、丁香、当归(切,焙)、芍药各半两。上四味,捣细罗为散,每服二钱匕,温酒调下。经脉欲来,先服此药,不拘时候。

6.治经水先期而至,血涩少,其色赤者：当归、熟地、赤芍、川芎、姜黄、黄芩、丹皮、延胡索、香附(制)各等分。水煎服。

7.治妊娠胎漏、下血不止、腹痛：姜黄一两,当归一两(锉,微炒),熟干地黄一两,艾叶一两(微妙),鹿角胶一两(捣碎,炒令黄燥)。上药,捣筛为散,每服四钱,以水一中盏,入生姜半分,枣三枚,煎至六分,去滓,每于食前温服。

8.治产后腹痛：姜黄二分,没药一分。上为末,以水及童子小便各一盏,入药煎至一盏半,分作三服,通口服,约人行五、七里,再进一服。

9.治一切跌打：桃仁、兰叶、丹皮、姜黄、苏木、当归、陈皮、牛膝、川芎、生地、肉桂、乳香、没药,水、酒、童便煎服。

10.治牙痛不可忍：姜黄、细辛、白芷等分。上为细末,并擦二三次,盐汤漱。

11.治诸疮癣初生时痛痒：姜黄敷之。

12.心痛难忍：姜黄一两、桂三两,共研为末,每次服一钱,醋汤送下。

13. 胎寒腹痛(婴儿啼哭吐乳,大便色青,状如惊风,出冷汗):姜黄一钱,没药、没香、乳香各二钱,共研为末,加蜜调成丸子,如芡子大。每服一丸,钩藤煎汤化下。

14. 产后血痛(腹内有血块):姜黄、桂心,等分为末,酒冲服一匙,血下尽后即愈。

15. 疮癣初发:姜黄研末涂上,甚效。

姜黄的功效虽多,但血虚无气滞、血瘀者及孕妇慎服。

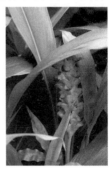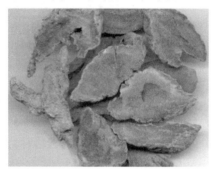

（杨倩玫）

《祷雪天竺由灵鹫过冷泉》

宋·张蕴

降香天竺去,瀹茗冷泉来。

新径石间过,危亭木杪开。

烟山晴茗画,霜叶湿如灰。

点检经行处,今年未见梅。

降香,又名降香檀,根部心材名降香,供药用,为良好镇痛剂,又可治刀伤出血。《水浒传》一段关于林冲记载为:"东岳庙降香,阅武坊买刀,误入白虎堂,大闹野猪林,风雪山神庙,火烧草料场,雪夜上梁山,火并杀王伦。"寥寥数字,将英雄林冲之勇猛描绘得淋漓尽致。而我们的降香,也敢担当此"威武"称号。

古时的降香又称为黄花梨,有着十分高的观赏价值,味道独特颇受人喜爱。相传在老挝长山山脉脚下,有一个小村庄,村庄里有一名叫吉旺的年轻人,小伙子能干且孝顺。因其老母亲常年失眠头痛无法治愈,他便日日虔诚祈祷,最终感动神明。乌蛇神托于他一个梦,告知森林中有一种香气四溢的树,可治愈他的母亲。于是吉旺根据梦的指示找到了该树,医好了母亲,他十分高兴。为感谢神明,他将该树的木材制作为别具匠心的枕头送给众乡邻,并祈祷他们健康长寿。这种降香枕便在民间流传,成为东南亚闻名的降香安神枕,后来被大家当作保健品、高档工艺品、礼品赠送给亲友以表谢意。

降香,味辛,性温,归肝、脾经,有化瘀止血、理气止痛之功效,临床常与柴胡、枳壳、香附同用以行气化滞。因其性味辛散,故尤其适用于跌打损伤所致的内外出血之症,为外科常用之品。因其芳香辛温,性主降,故能降气辟秽,和中止呕,常与藿香、木香等药物使用。

降香常与沉香、檀香混淆。一是沉香,根据名称可知其能降逆气,对气逆喘息、呕呃等症均可应用,可与五味子、蛤蚧、人参、熟地、侧柏叶等同用,以治疗支气管哮喘;又可同香附、砂仁、甘草等理气药同用。其还可治肾气虚寒、纳肾气,主肾气不纳之症,临床可见喘累短气、动则喘甚而汗出,面虚浮,脉细无力,可与肉苁蓉、冬葵子、白头翁等温热药物同用。二是檀香,味辛、香,性温,入脾、肺经气分,兼通阳明,尤善于理气、行气化滞。临床常以其入药以调畅脾肺、宽胸利膈、温散胃寒。三是降香,就是本文所提药物,其性味辛温,归肝、脾二经,入血分,善于止血、化瘀、定痛,可与理气类,如枳壳、延胡索、柴胡等药同用增强行气之疗效;可与红花、赤芍、川芎、桃仁等活血化瘀药物散血瘀;可与三七、没药、血竭等同用以定痛化瘀。

降香虽好,但脉实便秘、阴虚火旺、热血妄行而无瘀滞者忌服。

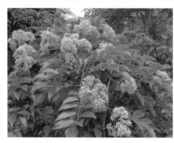 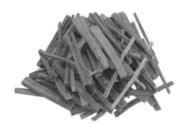

（杨倩玫）

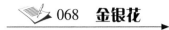

《首夏田家雨中》

元·吕诚

细雨朝来湿白沙,风前整整复斜斜。林蕉间展琉璃叶,野蔓竞发金银花。

田父扶犁驱一犊,稚女踏车垂两丫。年年梅熟愁蒸暑,却爱小池鸣乱蛙。

金银花,又名银花、双花、二花、两宝花、忍冬花,为忍冬科多年生半常绿缠绕性木质藤本植物金银花(忍冬)的药蕾,我国南北各地均有分布。因为金银花一对一对地开、一对一对地落,故其花语为鸳鸯成对、厚道。

金银花味甘,性寒,归肺、胃、大肠经,有清热解毒、宣散风热、凉血止血之功效,清热解毒作用甚佳,且有轻宣疏散之效,故对热毒痈肿、疔疮疖肿、咽喉肿痛、外感风热或温病初起、热毒血痢等甚效,为夏日良药。

现代药理研究表明,金银花为作用较强的广谱抗菌中药,对各种病原微生物有抑制作用;可抗炎解热、提高机体防御机能;并有降低血脂、促进胃液和胆液分泌作用,具有"国宝一枝花""中药里的抗生素"的美誉。

据说在很久以前,有个村子闹瘟疫,患者上吐下泻,没过几天便死去。村里有个美丽的姑娘名叫金银花,不仅能做一手好针线,而且还能诊病配药。金银花姑娘见村里老百姓为瘟疫所折磨,便把自家的家传秘方献出来,为贫困者送医送药,不久,瘟疫得到了控制。从此,金银花远近闻名。一个财主知道此事后,仗势抢亲,金银花一头撞死在石柱上。人们为了报答她的恩情,便把她埋葬在风景最好的地方。后来,她坟上长出了许多金黄色和银白色的花朵,鲜艳秀丽,消香扑鼻。人们为了纪念金银花姑娘便给这种花取名为"金银花"。第二年,村里人流行眼疾,有人梦见金银花姑娘,她对大家说:"大叔大婶听得清,金银花能治百病;大叔大婶听得清,金银花能治眼病。"于是村里人用金银花熬水熏洗,治好了人们的眼病。大家一试,果然灵验。于是金银花治疗眼疾之方法就这样流传下来。据多年中医临床实践,金银花治疗眼疾,屡有奇效。

金银花本身具有清热解毒、疏散风热等功效,对身体各种热性病,如咽喉肿痛、咽喉炎、发疹、热毒疮等有一定的效果。

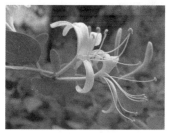 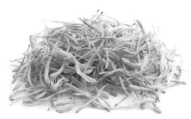

（杨倩玫）

《金樱子》

宋·丘葵

采采金樱子，采之不盈筐。

佻佻双角童，相携过前岗。

采采金樱子，芒刺钩我衣。

天寒衫袖薄，日暮将安归。

从前有户人家，弟兄三人皆成亲，但老大、老二膝下无儿子，唯老三生有一子。老三的儿子自然成了全家的宝贝。这个宝贝慢慢长大了，到了婚娶的年龄，兄弟三人都忙着给他张罗媳妇。可媒人请来了一个又一个，就是说不成亲事。原来，这小伙子样样称心，就是从小有个尿床的毛病，惹得家里整日晒被晾褥，村里也尽人皆知。全家人只好先给这个孩子治病。他们到处寻医问药，但总也不见效，为此日日发愁。有一天，村里来了一位挖药的老先生。这位老先生身背药葫芦，药葫芦上还悬挂着一缕金黄色的缨穗，分外显眼。于是全家人把老先生请进门，询问有无治疗尿床的药草，老先生摇了摇头。兄弟三人急了，拱手相求："我们就守着这么一根独苗，可他有病，求您给想想办法吧。"老先生说："我倒认识一种药能治这病，可是得到南方去采，那个地方到处有瘴气，有毒啊！"弟兄三个下跪，求老先生辛苦一趟。乐于助人的老先生只好冒险去了南方。三个月后，老先生回来了。弟兄三人一看，发现老先生浑身浮肿，面无血色。原来老先生不幸中了瘴气的毒，并且无药可治。老先生把采来的药材放在桌上，嘱咐了几句竟溘然长逝。兄弟三人痛哭失声，厚葬了舍己救人的老先生。那个宝贝儿子用药后，不久便好了，后来儿子娶妻生子，全家喜乐融融。

为感谢采药的老先生,弟兄三人把药取名为"金缨",因为老先生没留姓名,只有那个药葫芦和上面挂着的一缕金黄色的缨穗成为老先生留给他们的永久纪念。后来,"金缨"渐渐被写成"金樱"。

这便是金樱子的由来。

金樱子别名糖罐子、刺头、倒挂金钩、黄茶瓶,为蔷薇科植物金樱子的干燥成熟果实。10—11月果实成熟变红时采收,干燥,除去毛刺。本品为花托发育而成的假果,呈倒卵形,长2～3.5 cm,直径1～2 cm。表面红黄色或红棕色,有突起的棕色小点,系毛刺脱落后的残基。顶端有盘状花萼残基,中央有黄色柱基,下部渐尖。质硬。切开后,花托壁厚1～2 mm,内有多数坚硬的小瘦果,内壁及瘦果均有淡黄色茸毛。主产于广东、江西、浙江、广西、江苏等地。

金樱子味酸、涩,性平,归肾、膀胱、大肠经。本品酸涩收敛,平而少偏,功专固涩下焦,善治下焦滑脱不禁诸证,功效为固精缩尿、涩肠止泻、固崩止带,主治遗精滑精、尿频遗尿、久泻久痢、崩漏带下。用法用量:内服煎汤,6～12 g;或入丸、散,或熬膏。因本品功专收敛,故凡有实火、实邪者忌服。

金樱子为固精止涩之药,同芡实丸,名水陆丹,益气补真,煎膏、丸杜仲末,可治肾泄。日常中金樱子还可制作为金樱子粥,取30 g金樱子、粳米50 g,先煮金樱子取汁去渣,再用汁煮米做粥,此粥可益肾固精,适宜于因肾虚精关不固而引起的遗精滑泄,或下气不足之脱肛及妇女子宫脱垂等症。

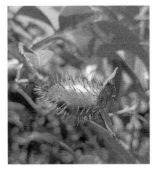
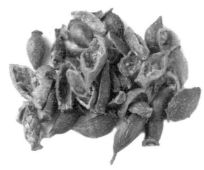

（杨倩玫）

《病后夏初杂书近况十首》

元·方回

今年春夏极穷忙,日检医书校药方。

甫得木瓜治膝肿,又须荆芥沐头疡。

一生辛苦身多病,四至平和脉尚强。

寿及龟堂老睦守,不难万首富诗囊。

荆芥属唇形科植物,因其茎叶芳香很像紫苏,所以有"假苏"的旧名。后来人们觉得它的茎像荆条,而子像芥子,所以才有了荆芥的名字。荆芥是"万能"感冒药,不论风寒还是风热感冒,都能用它来治。尤其适合风寒感冒,可以配上防风、羌活;如果是风热感冒,就加金银花、连翘;如果是咽喉肿痛,可以配牛蒡子、桔梗、甘草;如果眼睛发红,风火目赤,可以配木贼、赤芍、菊花。

很多找我看病的患者朋友,想了解在日常生活中如何养身,我常常告诉他们一句话:"一壶清茶治百病。"众人皆知茶叶养身,殊不知能恰当地使用中药泡茶饮水,便可得一身轻松。荆芥的炮制方法常为除去杂质,喷淋清水,洗净,润透,于50℃烘1小时,切段,干燥。荆芥味辛,性微温,归肺、肝经,功效为解表散风、透疹、消疮,用于感冒、头痛、麻疹、风疹、疮疡初起。取5 g泡茶饮用,可治疗产后血晕。因荆芥中含有橙皮苷,可以消灭人体中的氧自由基,具有抗衰老作用;其还可抗肿瘤、预防心脑血管疾病;同时还有发汗解表、祛风功效,常用于治疗感冒风寒、发热恶寒、无汗、头痛、身痛等症。

荆芥一药,生用有祛风解表的功效,炒炭则用于止血。荆芥配伍防风、羌活,治风寒表证;配伍银花、连翘、薄荷,治风热表证;配伍生石膏,治风热头痛;配伍牛蒡子、桔梗、生甘草,治咽喉肿痛;配伍槐花炭,治便血;配伍白茅根,治鼻衄。荆芥与紫苏均能发汗解表,但紫苏散寒力强,偏入气分,又能理气宽中;而荆芥祛风力胜,偏入血分,炒炭又能止血。故在理气方中常用紫苏,而在理血剂当中多用荆芥。

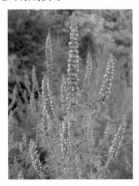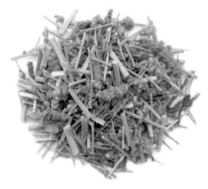

（杨倩玫）

《春雪监中即事二首·一》

宋·晁补之

愁云欲雪纷来族,微霰铮鏦先入竹。

舞空蛱蝶殊未下,逆瓦明珠正相逐。

仆夫无事困薪苏,乌鸟不鸣依室屋。

肺病恶寒望劝酬,桔梗作汤良可沃。

诗文"肺病恶寒望劝酬,桔梗作汤良可沃"的意思是:要是得了很严重的肺病,可以将桔梗做成汤药口服,不久便能痊愈。此句道出桔梗之奇效。桔梗在我们生活中并不陌生,它又名铃当花、包袱花、道拉基,为桔梗科植物桔梗的干燥根,味苦、辛,性平,归肺经。

《本草新编》记载:"桔梗可润胸膈,除上气壅闭,清头目,散表寒邪,祛胁下刺痛,通鼻中窒塞。"对治疗咽喉肿痛,清肺化痈有奇效。又可解小儿惊痫,升举阳气,提男子血气,为中药必用且不可多用者。故临床上常以桔梗与贝母、巴霜同用,名结胸汤;治痰在中焦,配伍人参、北味、麦冬;治小便不通,配伍枳壳;治胸满不痛,配伍甘草,名甘桔汤;治肺痈、妊娠中恶心腹痛,配伍生姜。

俗话说,药补不如食补,桔梗为药食两用品。市场中常见桔梗食用形式为腌制及非腌制两种,桔梗泡菜清新爽口,常以桔梗去杂洗净,放入清水浸泡后捞出切丝装缸内,放入少许盐、酱油、白糖及辣椒面,均匀搅拌,隔天翻缸,一周后便可享受美味。还可将其直接切丝炒肉,美味至极。炎炎夏日可抗口腔溃疡,也可用于降血糖、胸闷不畅、便秘及肺气不宣之咳嗽痰多等症。

用桔梗泡水还可镇咳祛痰、降血糖、消炎镇痛。《本草崇原》描述:"桔梗,治少阳之胁痛,上焦之胸痹,中焦之肠鸣,下焦之腹满。

为气分之药,上中下皆可治也。"但需要注意的是,并非人人皆适合,桔梗性平偏寒,孕妇、月经期妇女、阴虚久咳、气逆及咳血者忌服。同时桔梗忌与猪肉同食用,且畏白及、龙胆、龙眼。

桔梗不仅有诸多奇效,还拥有非常美丽的外表。叶子卵形,花暗紫白色,观赏价值极高。传说桔梗花开,代表幸福再度降临,可是有的人能抓住幸福,有的人却与它注定无缘,抓不住它,也留不住花。因此桔梗的花语是"永恒的爱""守望的爱"。

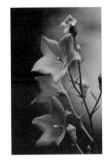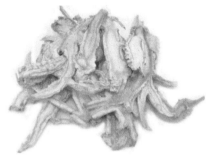

(陈畅)

《逢贾岛》

唐·张籍

僧房逢着款冬花,出寺行吟日已斜。

十二街中春雪遍,马蹄今去入谁家。

款冬花为菊科多年生草本植物款冬的干燥花蕾,简称冬花。顾名思义,款冬花是因为它在冬天"先叶开花"而得名。款冬花味辛、微苦,性温,归肺经,具有润肺下气、止咳化痰的功效。款冬花辛散质润、温而不热、辛而不燥,无论对外感咳嗽、内伤咳嗽,还是寒性咳嗽、热性咳嗽均有较好的疗效,故有"治嗽要药"的美誉。

在临床上,款冬花常与其他药物配伍使用。例如,款冬花重在止咳,紫菀重在祛痰,二药配伍,可达到化痰止咳之效。款冬花与麻黄、杏仁、苏子配伍(款冬定喘汤),对遇冷即发的咳嗽、哮喘等病症有较好的疗效。根据民间流传的"知母、贝母、款冬花,专治咳嗽一把抓"的谚语,人们还常将款冬花与知母、贝母配伍,治疗久咳不止等病症。

下面为大家推荐几款以款冬花为主药的食疗配方:

1. **款冬花粥**:取款冬花 10 g,大米 100 g,白糖适量。将款冬花择净,放入药罐中浸泡 5～10 min,然后用水煎煮取汁。用此药汁与大米一起煮粥,待粥熟时调入白糖,继续煮沸片刻即可。每天服 1 剂,可连续服 3～5 天。此方具有润肺止咳的功效,适合各种咳嗽、气喘患者使用。

2. **冬花宣肺汤**:取款冬花、苏叶、黄芩、桑皮、瓜蒌、法半夏、贝母、火麻仁各 10 g,北沙参、甜杏仁各 15 g,陈皮 5 g,生姜 3 片,猪大肠 90 g,猪肺 150 g,调味品适量。将诸药择净,用布包好。将猪肺、猪大肠洗净、切块,用开水焯一下,与诸药一起入锅,加入适量的清水,用文火煮至猪肺和猪大肠熟烂,然后去除药包,加入调味品,继续煮沸片刻即可。每周服食2~3剂。此方具有清热宣肺、润燥滑肠的功效,适合咳嗽痰黄、口干口苦、大便秘结、小便短黄的慢性支气管炎患者使用。

3. 冬花茶:取款冬花10 g,绿茶1 g,紫菀6 g,炙甘草5 g,蜂蜜适量。将诸药择净后置于锅中,加入清水煮沸5 min,然后滤取药液,再调入蜂蜜即可代茶饮用。每日可饮1剂。此方具有宣肺止咳的功效,适合肺结核、哮喘、肺萎缩患者使用。

4. 冬花贝母雪梨膏:取款冬花、川贝母、百合各15 g,麦门冬25 g,雪梨1 000 g,白糖适量。将雪梨榨汁备用。梨渣同诸药一起用水煎煮两次,每次煎煮2 h。将两次药液合并,再将雪梨汁放入药液中,用文火继续煎煮至药液浓缩为膏状,然后调入白糖。每次可服15 g,用温开水冲饮或调入稀粥中服食,每日服2次。此方具有清肺润喉、生津利咽的功效,适合肺燥干咳患者使用。

5. 冬花百合汤:取炙冬花30 g,百合60 g,冰糖适量。将百合、炙冬花一起置于锅中,加入适量的清水,用武火煮沸后,再改用文火继续煮20 min,然后调入冰糖即可,每日可饮1剂。此方具有滋阴清热、润肺止咳的功效,适合有低热不退、干咳不止症状的肺结核患者使用。

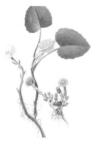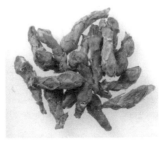

（陈畅）

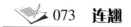

《平定李侍御应时予之同年友也曾视予病感之寄此》

明·杨巍

前年视我山中病,落日独骑骢马来。

记得任家亭子上,连翘花发共衔杯。

看着诗中的银翘一味药,脑袋里便一股脑儿地出现了方歌"银翘散","银翘散主上焦疴,竹叶荆蒡紫薄荷;甘桔芦根凉解法,清宣温热煮无过"。其实对中药连翘的讲解,近代中西医汇通的代表人之一张锡纯提出了自己不同的见解。总结为"四要一善",意思是它是治疗四种疾病的要药和善治一种疾病。那么除我们熟知的连翘为"疮家要药"以外,它还是治疗哪些疾病的要药呢?

连翘味苦,性凉,归肺、心、小肠经,具有清热解毒、消肿散结的功效,主治痈疽、瘰疬、乳痈、丹毒、风热感冒、温病初起、高热烦渴、神昏发斑以及热淋尿闭等。关于连翘的"四要一善",《医学衷中参西录》记载:"连翘味淡微苦,性凉,具升浮宣散之力,流通气血,治十二经血凝气聚,为疮家要药。能透表解肌,清热逐风,又为治风热要药。且性能托毒外出,又为发表疹瘰要药。为其性凉而升浮,故又善治头目之疾,凡头疼、目疼、齿疼、鼻渊,或流浊涕成脑漏证,皆能主之。其味淡能利小便,故又善治淋证、溺管生炎。"

前面已经全面提到了我们所熟知的连翘的主治功能,也能见到连翘被称为疮家要药、治风热要药、发表疹瘰要药以及善治头目之疾等"三要一善治",那么连翘剩下的"要药"到底指的是什么呢?

实际上,张锡纯根据自己的临床实践观察,发现连翘还可作为理肝气要药。《医学衷中参西录》记载:"又连翘善理肝气,既能舒肝气之郁,又有平肝气之盛。"对于连翘的这个"新要",张锡纯为我们分享了他的一则治病案例。他曾治疗一位七十多岁的妇人,这位妇人的手、臂肿痛多年不愈,诊脉发现其脉弦而有力。于是在给她开具的清热消肿药中,每剂加连翘四钱,10天左右老妇人便肿消痛愈,其家人对张锡纯说,老妇人以前特别容易愤怒,自从服此药后不但疼痛好转了,而且容易愤怒的行为也消失了,其家人问道,是什么药这么灵妙? 张氏由此推断"连翘可为理肝气要药矣"。

综上,张氏之连翘的"四要一善",特别是对于连翘为理肝气要药的认识,如在临床上遇到类似的病症,各位有识之士可以参考或者借鉴张氏的治法以验证其准确性,看看连翘的"为理肝气要药"能否给我们一点惊喜?

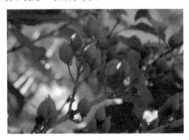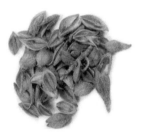

(陈畅)

《题僧房双桐》

唐·李颀

青桐双拂日,傍带凌霄花。

绿叶传僧磬,清阴润井华。

谁能事音律,焦尾蔡邕家。

　　凌霄花,别名芰华、堕胎花、藤萝花,药用部位为紫葳科植物紫葳的花,主要成分为挥发油、黄酮类等,功效为清热凉血、化瘀散结、祛风止痒,主治血滞经闭、痛经、癥瘕、崩中漏下、血热风痒、疮疥陷疹、酒渣鼻。用法用量:内服,煎汤,1～2钱;或为散。外用,适量,研末调涂,用于治疗血瘀经闭、癥瘕、跌打损伤、血瘀崩漏、难产、痢疾、瘾疹、湿癣等。气血虚弱及孕妇忌服。

　　凌霄花名字的由来,还有一个悲壮的传说。相传,在闽西一个叫龙地的山村里,住着一户姓董的财主,他有一个女儿叫凌霄,生得如花似玉,又会吟诗作画。女儿大了,董财主和老婆商量给她找个门当户对的人家,便托亲求友四处择婿。可他们哪里知道女儿凌霄早已深深爱上了年轻英俊、勤劳善良的长工柳明全了。善良的凌霄姑娘常常背着爹娘把好吃的东西送给柳明全,还悄悄地为他缝制新衣裳,两人山盟海誓生死都要在一起。这事被财主知道了,财主怒气冲天,命令家丁把柳明全毒打一顿后,丢到荒郊野外。不到天明,柳明全就断了气。第二天,村里乡亲们把柳明全埋在了村外的小河边。没过几天,柳明全的坟堆上长出了一棵枝叶茂盛的大柳树,缠绵细长的柳条,随风飘动,好像一串串泪珠。凌霄姑娘因违反家规被董财主关了起来,她不吃不喝思念着柳明全,当知道柳明全已经死去时,她像疯了一样冲出家门,跑到柳明全的坟前拜了三拜,便猛地一头撞死在大柳树上,霎时变成一棵木质藤,藤条围绕着柳树干向上爬、枝头开满了赤色的花朵。后来,人们发现凌霄姑娘变的花,能医治风湿性关节炎、跌打损伤和血崩等疾病。从此,人们就把这味中药起名叫"凌霄花"。

凌霄花中医复方:

1.治妇人、室女月候不通,脐腹疼痛,一切血疾:紫葳二两,当归、莪(蓬莪术)各一两。上为细末。空心冷酒调下二钱,如行十里许,更用热酒调一服。(《鸡峰普济方》紫葳散)

2.治女经不行:凌霄花为末。每服二钱,食前温酒下。(《徐氏胎产方》)

3.治崩漏下血:凌霄花末,温酒服方寸匕,日三。(《广利方》)

4.治通身痒:凌霄花为末,酒调服一钱。(《医学正传》)

5.治皮肤湿癣:凌霄花、羊蹄根各等量,酌加桔矾,研末搽患处。(《上海常用中草药》)

6.治肺有风热,鼻生瘜疱:凌霄花半两(取末),硫黄一两(别研),腻粉一钱,胡桃四枚(去壳)。先将前三味药和匀,后入胡桃肉,同研如膏子,用生绢蘸药频频揾之。(《杨氏家藏方》紫葳散)

7.治酒渣鼻:处方一——凌霄花、山栀子。等分,为细末。每服二钱,食后茶调下,日进二服。(《百一选方》)处方二——以凌霄花研末,和密陀僧末,调涂。(《岭南采药录》)

8.治痫疾:凌霄花,为细末。每服三钱,温酒调下,空心服。(《传信适用方》)

9.治大便后下血:凌霄花,浸酒饮服。(《浙江民间草药》)

10.治误食草药毒者:每用凌霄花同黑豆一起蒸热,拣去花,只服豆三五粒。(《履巉岩本草》)

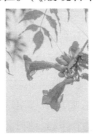
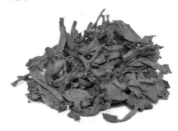

(陈畅)

《山水友馀辞 苦菜》

宋·王质

王瓜后,靡草前,荠却苦,荼却甘。贝母花哆哆,龙葵叶团团。

苦菜,苦菜,空山自有闲人爱,竹箸木瓢越甜煞。

　　龙葵,别名苦菜、苦葵、老鸦眼睛草、天茄子,为茄科茄属植物龙葵的全草,夏、秋采收。龙葵为一年生草本,高约 60 cm,茎直立或下部偃卧,有棱角,沿棱角稀被细毛。叶互生;卵形,基部宽楔形或近截形,渐狭小至叶柄,先端尖或长尖;叶大小相差很大,通常长 4～7 cm,宽 3～5 cm,大者长可达 13 cm,宽至 7 cm;叶缘具波状疏锯齿,每边 3～4 齿,齿宽约 5 mm,长 3～4 mm;叶柄长 15～35 mm,大叶的柄长可达 5 cm。伞状聚伞花序侧生,花柄下垂,每花序有 4～10 枝花,花白色;萼圆筒形,外疏被细毛,裂片 5,卵状三角形;花冠无毛,裂片轮状伸展,5 片,呈长方卵形;雄蕊 5,着生花冠筒口,花丝分离,内面有细柔毛;雌蕊 1,子房 2 室,球形,花柱下半部密生长柔毛,柱头圆形。浆果球状,有光泽,成熟时红色或黑色。种子扁圆形。花期 6—7 月。生于路旁或田野中,全国各地均有分布。

　　龙葵味苦,性寒,有小毒,归膀胱经,功效为清热、解毒、活血、消肿,主要用于疮痈肿毒、皮肤湿疹、小便不利、老年慢性气管炎、白带过多、前列腺炎、痢疾。用法用量:内服煎汤,15～30 g;外用,捣敷或煎水洗。

　　中药临床复方:①治疔肿:龙葵,擂碎,酒服。②治痈无头:捣龙葵敷之。③治一切发背痈疽恶疮:虾蟆全个,同龙葵叶捣敷。④治瘰疬:龙葵、桃树皮各等分研末调麻油敷患处。⑤治天疱湿疮:龙葵苗叶捣敷之。⑥治跌打扭筋肿痛:鲜龙葵叶一握,连须葱白7个。切碎,加酒酿糟适量,同捣烂敷患处,一日换一二次。⑦治吐血不止:人参一分,龙葵苗半两。上二味,捣罗为散。每服二钱匕,新水调下,不拘时。⑧治血崩不止:山海椒一两,佛指甲五钱。煎水服。⑨治痢疾:龙葵叶八钱至一两(鲜者用加倍量),白糖八钱。水煎服。⑩治急性肾炎,浮肿,小便少:鲜龙葵、鲜芫花各五钱,木通二钱。水煎服。

龙葵的中医临床应用主要如下:

1. 治疗慢性气管炎:龙葵全草(干)1两,桔梗3钱,甘草1钱,为一日量。制成糖衣片,每日3次分服,10天为一疗程,每疗程间隔5~7天。

2. 治疗癌病:鲜龙葵全草2两(干品1两),鲜半枝莲4两(干品2两),紫草5钱,每日2次煎服。

3. 用于止痒:取龙葵全草(除根)鲜品2两(干品1两),加水800 mL,煎15~20 min。每日1剂,上、下午两次分服。

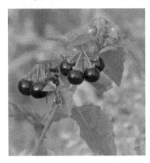
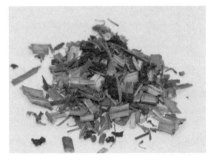

(陈畅)

《龙眼》

清·吴玉麟

黄里裹冰肤,累累若贯珠。

谁将龙刮目,未许荔称奴。

益智神能健,清心暑可驱。

更怜嘉树荫,霜雪总无殊。

诗人通过比喻的修辞手法,具体描写了龙眼的外形及功效,增加了人们对龙眼的了解:龙眼能够益智醒神,补气养血。同时,诗人通过描写龙眼,向我们展现了中医药的神奇之处,勾起了我们想要探寻的欲望。中国历史源远流长,都需要我们一步步去探索。

那么龙眼的具体功效到底是什么呢?对人体有益吗?

龙眼肉又名益智、比目,无毒,由于各个地区差异,也有地区称其荔枝。龙眼为无患子科植物龙眼的假种皮,在我国东南部、西南部栽培较广,以福建最盛、广东次之。《本草求真》云:"龙眼气味甘温,多有似于大枣,但此甘味更重,润气尤多,于补气之中,又更存有补血之力。"龙眼为常绿乔木,高通常 10 m,间有高达 40 m、胸径达 1 m、具板根的大乔木;小枝粗壮,被微柔毛,散生苍白色皮孔。叶连柄长 15 ~ 30 cm 或更长;小叶 4 ~ 5 对,很少 3 或 6 对,薄革质,长圆状椭圆形至长圆状披针形,两侧常不对称,其春夏季开花,夏季结果,是人们常常买来食用的水果之一。

龙眼肉最早出典于《神农本草经》,其精髓就是龙眼肉,在 7—9 月果实成熟时采摘,烘干或晒干,取肉去核,晒至干爽不黏;或将采收的果实,去果皮及核,果肉直接晒干;可直接泡水饮用,养心安神,是我国传统中药材之一。

龙眼肉味甘,性温,归心、脾经,主要功效为补益心脾、养血安神,主要用于气血不足、心悸怔忡、健忘失眠、血虚萎黄,属补虚药下属分类的补气药。在中药处方归脾汤里,龙眼肉配伍酸枣仁主治思虑过度,劳伤心脾,健忘,怔忡。其中龙眼肉养心安神,酸枣仁宁心安神。玉灵膏中,加入白糖,数片西洋参,主治衰赢老弱,别无痰火便滑之病者,每日一匙,大补气血。龙眼肉配伍人参,用于思虑过度,劳伤心脾之惊悸怔忡,失眠健忘及脾虚气弱等症;配伍当归用于治疗血虚失眠。每天服用龙眼肉宜9~15 g。

龙眼虽然具备较高的医药价值,但也不可随意多食,一般每天食用鲜龙眼不宜超过五颗。因为龙眼属温热食物,多食易滞气。龙眼具有敛邪的作用,使邪不外达,所以温病初期患者和有上火发炎症状患者不宜食用。龙眼肉虽然有补益的作用,但是湿阻中满及胃有痰饮者忌用。鲜桂圆属于温补水果,有补血补气的功用,多食易生湿热及引起口干,严重者还会伤阴,影响月经等,所以,不可过食。龙眼肉甘温助热,小儿脏腑功能比较薄弱,多食本品会积热发病。

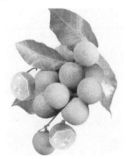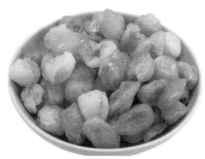

(陈畅)

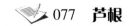

077 芦根

《采桑子·彭浪矶》

宋·朱敦儒

扁舟去作江南客,旅雁孤云。万里烟尘。回首中原泪满巾。

碧山对晚汀洲冷,枫叶芦根。日落波平。愁损辞乡去国人。

芦根为禾本科植物芦苇的新鲜或干燥根茎,全年均可采挖,除去芽、须根及膜状叶,鲜用或晒干。中医认为,其味甘,性寒,归肺、胃经,功效为清热泻火、生津止渴、除烦、止呕、利尿,用于热病烦渴、肺热咳嗽、肺痈吐脓、胃热呕哕、热淋涩痛,并解河豚毒,适用于热病伤津、烦热口渴、胃热呕吐、噎膈、反胃以及治疗肺热咳嗽、肺痈等。鲜芦根与干芦根相比,鲜者的清热生津作用更强一些,疗效更佳。

芦根的临床应用主要如下:

1. 芦根治伤寒后呕秽反胃及干呕不下食:生芦根(切)、青竹菇各一升,粳米三合,生姜三两。上四味,以水五升,煮取二升半,随便饮。

2. 芦根治霍乱烦闷:芦根三钱,麦门冬一钱。煎水服。

3. 芦根治牙龈出血:芦根水煎,代茶饮。

4. 芦根解河豚或鱼蟹中毒腹痛吐泻:鲜活芦根 150 g、鲜姜 25 g、紫苏叶 25 g 这三味中药一起加水煎药服用。

芦根集"清、润、宣、降、透、利、化、排"于一身,上中下三焦兼治,普遍适合风热或温热、热毒等温病范畴各个病变过程和病理机转的治疗。

芦根的用法用量:炖汤、煮粥、泡菜均可,一般用量 15～30 g。鲜品用量加倍,或捣汁用。

芦根的应用注意:脾胃虚寒者忌服,因寒呕吐勿服芦根。

芦根的贮藏:干芦根置干燥处,鲜芦根埋于湿沙中。

芦根的生活应用:

1. 鲜芦根汤

材料:新鲜芦根 100 g,青皮 5 g,粳米 100 g,生姜 2 片。

做法:将鲜芦根洗净后,切成 1 cm 长的细段,与青皮同放入锅内,加适量冷水,浸泡 30 min,武火煮沸,后改文火煎 20 min,捞出药渣,加入洗净的粳米,煮至粳米开花,粥汤黏锅,端锅前 5 min 放入生姜,1 日分 2 次温服。粳米的醇香与芦根的清香结合,食起来爽滑可口,另有一番滋味。

功效:芦根清热养阴,青皮行气止疼,生姜和胃止呕,粳米养胃益脾,以上诸药配伍得当,共达泄热和胃、养阴止痛之功效。

2. 芦根麦冬汤

材料:鲜芦根 60 g(干品 30 g),麦冬 10 g。

做法:将麦冬、芦根洗净,加入沸水,加盖泡 10 min,即可饮用。

功效:消暑、生津止渴、止呕除烦,对咽喉炎及口腔炎、牙周炎都有良好的疗效,对高温时人体大量出汗所造成的头晕、烦闷等也有良好的治疗作用。

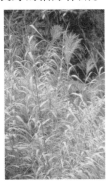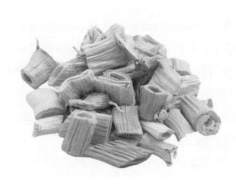

（陈畅）

《寄青州田龙图况》

宋·文彦博

东秦假手栽经岁,偃息山斋兴味长。

怪石罅中栽薜荔,碧梧阴里种麻黄。

吟牵翠蔓秋烟润,醉撷纤英晓露凉。

内省非才寡遗爱,争教所愿似甘棠。

麻黄,为中药之"鼻祖",又名沙龙。对龙文化有着别样情愫的华夏大地被冠以"龙"的名号,麻黄对华夏祖先们的深远意义可见一斑。对于麻黄,古代医家们的应用可谓是得心应手,故而流传下来了诸多与其相关的珍贵名方。而从起初人们认识麻黄、了解麻黄,再到种植麻黄并更为深刻地研究麻黄的各种药性、药理,这段漫长的发展过程同样丰富着麻黄作为一味经典药材与人们息息相关的人文情怀。

中药麻黄,为麻黄科植物草麻黄、中麻黄或木贼麻黄的干燥草质茎,是《中国药典》收录的最重要的传统药材之一。作为迄今为止已经得到考古学家考证的我国最早使用的中药材,在新疆楼兰古遗址中发现的大规模墓葬麻黄距今已经超过 3 800 年。麻黄起初并非作药用,据相关考古发现,麻黄还负担着祭祀神器、宗教信仰的作用。

关于麻黄的药用文字最早可见于成书东汉年间的《神农本草经》,被列为中品。《神农本草经》对麻黄性味、归经以及药用的评价为:"味苦,性温,主中风伤寒头痛,温疟,发表出汗,去邪热气,止咳逆上气,除寒热,破癥坚积聚。"同时期的《武威汉代医简》,也有"麻黄"的存在,可见,当时的人们对麻黄已经有了较为全面的掌握,且麻黄入药已经是稀松平常的事情。到了 3 世纪的东汉末年,张仲景将麻黄的功效作用发挥到极致。麻黄味辛、微苦,性温,归肺、膀胱经,具有发汗解表、宣肺平喘、利水消肿之功效,用于风寒表实、肺气不宣而引起的伤寒瘀热及风湿痹痛。其所著的《伤寒杂病论》用到麻黄的成熟验方已多达 6 个,其中,"麻黄汤""麻黄杏仁薏苡甘草汤"以及"麻黄细辛附子汤"等流传甚广,沿用至今还作为其他复方的基础方。

麻黄可用于外感风寒引起的发热疼痛等表证。它发汗能力较强,可以增强机体新陈代谢的速率,并且能够加速体内的水循环,具有极为明显的利尿消肿作用;减轻炎症因子和蛋白酶类物质引起的痛觉刺激反应,还可降低体温;另外对急性水肿也具有立竿见影的改善功效。

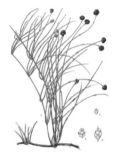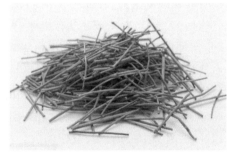

（陈畅）

079　马勃

《次韵和谦上人秋兴一首》

明·刘基

山云满地起秋涛，凉叶惊风下九皋。
药笼空闻收马勃，弦歌岂复用牛刀。
草间狐兔营三窟，天上龙螭昧六韬。
周汉中兴还有日，载歌赤伏咏嵩高。

　　小时候磕破皮流血，在农村生活的我总爱捡一些"大灰包"来给自己疗伤，效果极佳。那时没有接触过中药，也不知这样的"大灰包"是何种良药，而今遇见外伤出血患者，也总爱加用"大灰包"以止血清热。说了半天，"大灰包"到底是个啥呢？原来它就是马勃科植物脱皮马勃、大颓马勃、紫颓马勃的干燥子实体，幼嫩的时候是球形的，成熟后干燥化为灰褐色的灰包。因其长相得名，它不但可以止血，还能清利咽喉、散瘀消肿。由于它的用途广泛，如今已成为一味有名的中药，并且这味中药还有一个传说。

　　相传，马勃是个放猪娃。一年夏天，马勃和几个孩子到荒山割草，有个孩子不小心让树枝划破了腿肚子，鲜血直流。那个孩子疼得直哭，别的孩子也吓慌了。马勃却说："别哭，你把伤口按住，等我给你治。"他在山坡上东转西转，找到一个灰褐色的包样东西。马勃把灰包往那个孩子的伤口上一按，然后用布条扎紧，便把他背回了家。过了三天，那个孩子揭开一看，伤口没化脓，而且还长出新鲜的嫩肉；再过两天，伤口全好了。人们问马勃："你小小年纪，怎么知道那个东西止血？""你们看"，马勃卷起裤腿，露出一道伤疤，"这就是'大灰包'治好的。""谁教你的？""我自己！"马勃说，"有一回在山上砍柴，一不留神，腿被刀砍了，血流不止，疼得直冒汗。正在这时我看见身边有个'大灰包'，急忙用它按住伤口，当时就止住了血，过了几天，伤口就长好了。以后，不管手划破了，还是脸碰了皮儿，我都去找'大灰包'来治。"从此以后，人们就传开了，凡是有外伤的就找马勃；找不到马勃，就到山上找"大灰包"医。日子一久，"马勃"便成了"大灰包"的代名词。

马勃又名灰包菌，主要产地在我国北方。味辛，性平，归肺经，既善清散肺经邪热而解毒、消肿、利咽，治风热或肺热之咽喉肿痛、咳嗽失音；又能止血，治血热吐衄与外伤出血。马勃的功效为清肺、解毒、利咽、止血。用法用量：内服，煎汤，3~6 g；或入丸散。外用，适量，研末调敷。使用注意：风寒劳咳失音者忌用。

《普济方》记载："久咳不止，马勃为末，蜜丸梧子大。每服二十丸，白汤下，即愈。"《本草备要》叙述："轻，解热，外用敷疮，辛平轻虚。清肺解热，东垣普济消毒饮中用之，散血止嗽。治喉痹咽痛，吹喉中良，加白矾或硝扫喉，取吐痰愈，鼻衄失音，外用敷诸疮良。生湿地朽木上。状如肺肝，紫色虚软，弹之粉出，取粉用。"

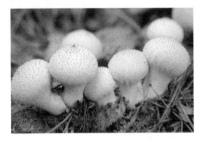
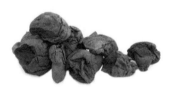

（陈畅）

080　麦门冬

《睡起闻米元章冒热到东园送麦门冬饮子》

宋·苏轼

一枕清风直万钱，无人肯买北窗眠。

开心暖胃门冬饮，知是东坡手自煎。

麦门冬又名铁韭菜、书带草、不死草，生存能力极强，属百合科多年生草本植物，须根较粗，须根顶端或中部膨大呈纺锤形肉质小块根，地下走茎细长。叶丛生，线形，先端渐尖，叶缘粗糙，墨绿色，革质。花葶从叶丛中抽出，有棱，顶生总状花序较短，着花约10朵，白色至淡紫色，闻着有一种淡淡的香味，花期8—9月。

麦门冬主要在夏季采挖，洗净，反复暴晒、堆置，至七八成干，除去须根，干燥。其耐寒力较强，喜阴湿环境。麦冬主要分布在中国、韩国及日本，在我国现代主要用于园林，起美化作用。

麦门冬味甘、微苦，性微寒，归心、肺、胃经，主要功效为滋阴润肺、益胃生津、清心除烦，用于肺燥干咳、虚痨咳嗽、津伤口渴、心烦失眠、内热消渴、肠燥便秘、咽白喉，是我国传统中药材之一。麦门冬配伍当归、芍药治疗肺肾阴虚，虚火上炎咳血证，配伍知母、牛膝滋阴生津，引血下行用于治疗胃热阴虚证，配伍沙参、当归、枸杞滋阴养血生津。

麦门冬一日正常用量宜6~12 g,不宜过量。脾胃虚寒泄泻,胃有痰饮湿浊及暴感风寒咳嗽者忌服。

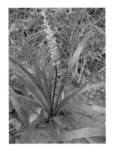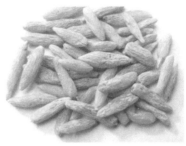

（陈畅）

《和石及甫惠蔓菁子》

宋·曹勋

初疑坚固出毫端，渐认芳香实满盘。

功已充盈过膏沐，撷应璀璨搁寒酸。

烦君玉粒炊圆碧，助我神庭并渥丹。

复似婴儿当有渐，为增杞菊副朝餐。

诗人从芳香满盘、玉粒圆碧，描写了蔓荆子的样子，并说明了其功效"助我神庭并渥丹"。"诸子皆降，蔓荆独升"，这是中药界的名句。中医认为植物籽实类中药，性味都是沉降的，而蔓菁子却是其中性味升浮的例外。

蔓菁子，别名荆子、万荆子、蔓青子等，为马鞭草科植物单叶蔓荆和蔓荆的果实。种子繁殖的栽培后3~4年结果，扦插繁殖的栽后2~3年结果，在7月上旬至10月下旬果实陆续成熟。果实外观为圆球形，直径在4~6毫米，表面黑褐色，密布有淡黄色的小点，有宿萼包裹着大半个果实。蔓菁子具有淡淡的芳香气味，入药者以粒大、均匀饱满、无杂质者为佳。李时珍描述为"重来白衣山，为圣采药还。识得蔓荆子，心似菊花瓣"。

蔓菁子性味辛、苦、微寒，归肝、胃、膀胱经。功效为疏散风热、清利头目。主外感风热、头昏头痛、偏头痛、牙龈肿痛、目赤肿痛多泪、目睛内痛、昏暗不明、湿痹拘挛。煎服，5~10 g。

通俗来说，蔓菁子可以治疗风热感冒，尤其对缓解感冒的头痛、眼睛红肿、咽喉肿痛、麻疹不透、风疹瘙痒等症状有很好的效果。此外，本品芳香辟秽，还可用于治疗夏令感受暑湿秽浊之气所致的腹痛吐泻等症，常配伍藿香、佩兰、白扁豆等。

现在药理研究中发现蔓菁子有镇静、止痛、退热作用,可镇静体温中枢。蔓菁子当中的蔓菁子黄素有抗菌、抗病毒的作用。

现代应用中,本品常配伍他药,可治疗坐骨神经痛、头痛、鼻炎、急性乳腺炎、眶上神经痛等疾病。

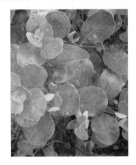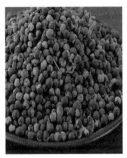

（袁溢晨）

《和微之药名劝酒》

宋·王安石

赤车使者锦帐郎,从客珂马留闲坊。

紫芝眉宇倾一坐,笑语但闻鸡舌香。

药名劝酒诗实好,陟厘为我书数行。

真珠的皪鸣槽床,金罂琥珀正可尝。

史君子细看流光,莫惜觅醉衣淋浪。

独醒至死诚可伤,欢华易尽悲酸早,人间没药能医老。

寄言歌管众少年,趁取乌头未白前。

这是一首药名体诗,满篇都是药名组成。诗人感叹"人间没药能医老"中的没药,其实也是一味中药。

没药,别名末药、明没药,为橄榄科植物没药树或其他同属植物皮部渗出的油胶树脂。一般在 11 月至次年 2 月间采收的,但亦有在 6—7 月间采收的,采收后拣净树皮及其他杂质即得。没药性状初渗出的为黄白色液体,在空气中逐渐变成为红棕色硬块。炮制原药捣碎,炒至焦黑色,待部分挥发油挥发后,稍冷,捣成小块即成。内服多制用,清炒或醋炙。

没药不仅名字特殊,而且应用也特殊。其应用广泛,香料、香水、牙膏和面膜等都有它的身影。没药会散发松树般的苦味。在希腊人、罗马人、埃及人和以色列人的宗教仪式中,它被用作香水和熏香;燃烧乳香产生的烟雾还可以驱走昆虫。同时,由于其防腐和抗炎特性,也会被用作治疗伤口和溃疡、消化不良、慢性咳嗽等疾病。

没药味辛、苦,性平,归心、肝、脾经。功效为散瘀止痛、消肿生肌。散瘀止痛,用于跌打损伤瘀血肿痛;瘀血或兼气滞之心腹疼痛及妇女经闭、痛经、产后腹痛等症;癥瘕积聚,即肝脾肿大者,可配伍当归、赤芍等行气化瘀药。

消肿生肌,用于痈疽肿痛、疮溃不敛;亦可以膏贴之。用法用量:3～5 g,炮制去油,多入丸散用。外用适量,研磨调服。使用注意:孕妇及为弱者慎用。

现代药理作用研究发现,本品所含的挥发油和树脂等能降血脂、提高胆固醇血症、防止动脉粥样斑块的形成等。此外,还有抑菌、抗炎、镇痛、抗肿瘤、抑制子宫平滑肌收缩、保护肝脏、促进肠道蠕动、收敛黏膜等作用。

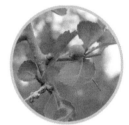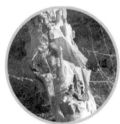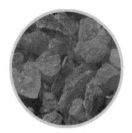

(袁溢晨)

《答王黄门寄密蒙花》

宋·毕士安

多病眼昏书懒寄,烦君远寄密蒙花。

愁无内史兼词翰,为写真方到海涯。

　　诗人得了眼疾,好友便寄来密蒙花,友情已随写成的疗疾真方到海涯。

　　密蒙花,既是一种观赏的花,也是一种中药。别名蒙花、蒙花珠、老蒙花、羊耳朵朵尖等,为马钱科植物密蒙花的干燥花蕾及花序。春季花未开放时采收,除去杂质,干燥。全株供药用,尤以密生的花序和色泽灰黄、有短绒毛及质地柔软的花蕾为佳品。花有清热利湿、明目之功效。根可清热解毒。

　　密蒙花性甘,味微寒,归肝经。功效为清热养肝、养肝明目、退翳。用于目赤肿痛、多泪羞明、眼生翳膜、肝虚目暗、视物昏花。

　　本品甘而微寒,既能清肝除热,又能养肝润燥,明目退翳。虚实目疾皆宜。治疗肝火上炎的目赤肿痛,常配伍菊花、木贼等;治疗肝火郁滞、目生翳障,常配伍蒺藜、蝉蜕等;治疗肝肾亏虚、目暗干涩、目生翳膜,常配伍枸杞子、菟丝子等。用法用量:煎服,3~9g;或入丸、散。

现代药理研究本品提取物对肝细胞诱发细胞毒素有抑制作用，能减轻甲醛性炎症，降低皮肤、小肠的通透性及脆性，有解痉及轻度利胆的作用。

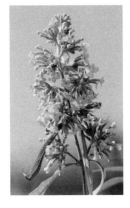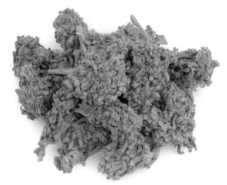

（袁溢晨）

《木瓜》

先秦·佚名

投我以木瓜，报之以琼琚。匪报也，永以为好也！

投我以木桃，报之以琼瑶。匪报也，永以为好也！

投我以木李，报之以琼玖。匪报也，永以为好也！

木瓜，别名贴梗海棠、铁脚梨、皱皮木瓜、宣木瓜，为蔷薇科植物贴梗海棠的干燥近成熟果实。夏、秋二季果实绿黄时采收，置沸水中烫至外皮灰白色，对半纵剖，晒干。

本品为灌木或小乔木，高达5～10 m，树皮成片状脱落；小枝无刺，圆柱形，幼时被柔毛，不久即脱落，紫红色，二年生枝无毛，紫褐色；冬芽半圆形，先端圆钝，无毛，紫褐色。叶片椭圆卵形或椭圆长圆形，稀倒卵形，长5～8 cm，宽3.5～5.5 cm，先端急尖，基部宽楔形或圆形，边缘有刺芒状尖锐锯齿，齿尖有腺，幼时下面密被黄白色绒毛，不久即脱落无毛；叶柄长5～10 mm，微被柔毛，有腺齿；托叶膜质，卵状披针形，先端渐尖，边缘具腺齿，长约7 mm。花单生于叶腋，花梗短粗，长5～10 mm，无毛；花直径2.5～3 cm；萼筒钟状外面无毛；萼片三角披针形，长6～10 mm，先端渐尖，边缘有腺齿，外面无毛，内面密被浅褐色绒毛，反折；花瓣倒卵形，淡粉红色；雄蕊多数，长不及花瓣之半；花柱基部合生，被柔毛，柱头头状，有不显明分裂，约与雄蕊等长或稍长。果实长椭圆形，长10～15 cm，暗黄色，木质，味芳香，果梗短。花期4月，果期9—10月。

木瓜味酸，性温，归肝、脾经。功效为舒筋活络、化湿和胃。用于风湿顽痹、肢体麻木、筋脉拘挛及中风半身不遂。本品生品极具走窜之性，能内走脏腑，外达肌表而透骨搜风，祛风力强，兼通经活络,为截风要药。单用研末黄酒冲服,或入酒剂;或配天麻、独活等药,如白花蛇酒。麻风、疥癣、皮肤瘙痒。本品能外走肌表而祛风止痒,又能以毒攻毒。治疗麻风、疥癣,多配伍天麻、荆芥等,如祛风膏;治疗皮肤瘙痒,常配伍刺蒺藜、地肤子等。小儿急慢惊风,破伤风。本品为治惊风抽搐之要药。治疗小儿肝热急惊风,常配伍蝉蜕、牛黄等;治疗小儿脾虚慢惊,多与天麻、白术等同用;治疗破伤风,常与乌梢蛇、蜈蚣共研末,煎酒调服,即定命散。

现代药理作用研究发现,本品对动物实验性关节炎有明显消肿作用;有缓和胃肠肌痉挛和四肢肌肉痉挛的作用;有保肝、抗菌、抑制巨噬细胞的吞噬作用。

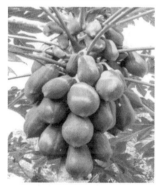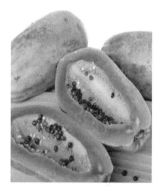

(袁溢晨)

《山友续辞 牛蒡》

宋·王质

我取友兮得牛蒡,稠丛捷鼠走不上。

深山谁伏又谁牵,唇粗舌皴膝头壮。

实虽恶,食不恶,所思兮奂可却,松冈竹墩隔沙泺。

本诗全文采用白描手法,生动形象地描写了从友人处取得牛蒡的情景并且赞美牛蒡的生长环境和独立的性格。牛蒡外表粗大皱襞,看似其貌不扬,但功效非凡。诗人以诙谐的方式告诉人们,牛蒡外形粗鄙但疗效非凡。那么,牛蒡子是什么呢?

牛蒡子为菊科二年生草本植物牛蒡的干燥成熟果实。本品呈长倒卵形,略扁,微弯曲,长5~7 mm,宽2~3 mm。表面灰褐色,带紫黑色斑点,有数条纵棱,通常中间1~2条较明显。顶端钝圆,稍宽,顶面有圆环,中间具点状花柱残迹;基部略窄,着生面色较淡。果皮较硬,子叶2,淡黄白色,富油性。牛蒡的炮制方法为采收后将果序摊开暴晒,充分干燥后用木板打出果实种子,除净杂质晒至全干。牛蒡喜温暖湿润气候,耐寒、耐热性颇强,生于山坡、山谷、林缘、林中、灌木丛中、河边潮湿地、村庄路旁或荒地,海拔750~3 500 m。

牛蒡子味辛、苦,性寒,归肺、胃经。功效为疏散风热,宣肺利咽,解毒透疹,消肿疗疮。主治风热感冒,温病初起,麻疹不透,痈肿疮毒。使用时,牛蒡子性寒,滑肠通便,气虚便溏者慎用。

牛蒡子在临床应用上以风热表证兼有咽喉肿痛者为宜,常与桔梗、银花、连翘等同用。牛蒡子散风热而透疹,对麻疹初起、疹出不畅者,往往与升麻、葛根、蝉蜕、薄荷等同用。牛蒡子散风热,宣肺气,祛痰而止咳,故外感风热,咳嗽不畅痰多者,往往用为要药,可与荆芥、桔梗、甘草等同用。牛蒡子配伍黄连、板蓝根等又能清解热毒,对热毒疮痈有一定疗效。牛蒡子辛苦而寒,主要有透发与清泄两种功效,既能疏散风热,又能清解热毒。但本品透发的力量较弱,并无发汗作用,故在用于初感风热或透发麻疹时,须与薄荷同用,方能收透发之效。至于它的清泄热毒作用,则较显著,无论咽喉红肿、痄腮肿痛、疮痈肿毒以及痰热咳嗽等症,都可适用,常与银花、连翘等配伍。牛蒡子疏散风热的作用,与薄荷相似,常配伍使用,但牛蒡子清热解毒之功较优,薄荷解表发汗之力较强。由于它性寒滑利,能滑肠通便,故脾虚腹泻者忌用;痈疽已溃、脓水清稀者也不宜应用。

现代药理研究发现,牛蒡子含有多种化学成分,具有多种药理作用,其主要化学成分为木脂素,挥发油与脂肪酸、酚酸衍生物、多糖及其他类等,临床用于肿瘤、糖尿病和高脂血症的治疗,并具有免疫调节及抗脑缺血的作用。

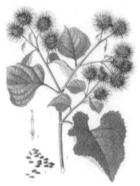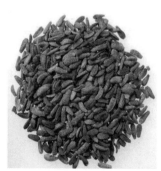

（袁溢晨）

《临平湖》

唐·顾况

采藕平湖上,藕泥封藕节。

船影入荷香,莫冲莲柄折。

本诗生动形象地描写了采藕生活的平凡与幸福。平静的湖面,人们撑着小船融入荷叶荷花的世界里,藕泥填满每一个藕节,仿佛用尽所有的能量滋养藕节,使之更加清甜,小船轻轻地穿梭在荷田中,小心翼翼地选取藕节而不折断荷梗,以便来年再来与这一片美景相遇。诗人叙述的藕节是什么呢?

藕节,别名藕节巴,为睡莲科植物莲的干燥根茎节部。秋、冬二季采挖根茎(藕),切取节部,洗净,晒干,除去须根。本品呈短圆柱形,中部稍膨大。表面为灰黄色至灰棕色,有残存的须根及须根痕,偶见暗红棕色的鳞叶残基。两端有残留的藕,表面皱缩有纵纹。质硬,断面有多数类圆形的孔。气微,味微甘、涩。

藕节味甘、涩,性平,归肝、肺、胃经。炮制时取净藕节置锅内炒至外面呈黑色,内部呈老黄色,稍洒清水,取出,干燥即成为藕节炭。功效为止血、散瘀。用于咳血、吐血、衄血、尿血、便血、血痢、血崩。用量:9～15 g。

小时候但凡听到谁家去旅游回来,一定会探长脖子看看有没有带当地的特产。记得一个夏天,小姨因为工作原因出差去了江南一带,回来后拿出一罐一罐的礼物,标签上写着"藕粉"。小姨特意嘱咐家里的女性要多吃一点。当时还纳闷为什么女性尤其要多吃。后来学习中药的时候才恍然大悟,藕节有散瘀的功效,当今很多女性工作忙、压力大,月经容易出现血块,多喝藕粉有助于散瘀血。

中医研究表明,藕节对咳血、吐血等症均有明显疗效。将生藕节捣汁并滴鼻中,可治鼻衄不止;与酒绞汁饮,可治坠伤血瘀在胸腹并唾血;藕节晒干研末,与白密人参汤调服,可治大便下血。《本草汇言》记载:"藕,凉血散血,清热解暑之药也。"《医林纂要》谓:"藕节,止吐、衄、淋、痢诸血症。"

现代药理研究指出,藕节主要含淀粉、鞣质、维生素、氨基酸和蛋白质。具有止血、抗菌、抗炎作用。现代药理研究发现,藕节能缩短凝血时间,临床上用于治疗各种出血症。鲜用清热凉血,煅炭消瘀止血、收敛作用较强。实验证明,藕节能缩短出血时间。

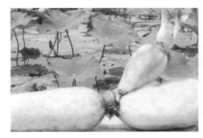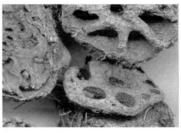

（袁溢晨）

《歌》

魏晋·曹植

望云际兮有好仇，天路长兮往无由。

佩兰蕙兮为谁修，宴婉绝兮我心愁。

　　本诗用惋惜的情感抒发美人难求来表达怀才不遇的遗憾，诗中描写了佩兰的美德，那么佩兰是什么呢？

　　佩兰，别名兰草、泽兰、圆梗泽兰、省头草，为菊科植物佩兰的干燥地上部分。夏季当茎叶茂盛而花尚未开放时，割取地上部分，除净泥沙，晒干或阴干。生长在溪边或原野湿地，野生或栽培。分布于河北、山东、江苏、广东、广西、四川等地。主产江苏、浙江、河北、山东等地。

　　门诊时曾遇到一位患者，皱着眉头说自己吃任何东西都是甜味，很是苦恼。辨证后给患者开了佩兰、藿香、荷叶、厚朴，患者服用后症状消失。佩兰等类中药醒脾化湿，可以治疗湿困脾胃所引发的口甜口腻。

　　佩兰味辛，性平，归脾、胃、肺经。功效为芳香化湿、醒脾开胃、发表解暑。用于湿浊中阻、脘痞呕恶、口中甜腻、口臭、多涎、暑湿表证、头胀胸闷。用量：3～9 g。注意：阴虚、气虚者忌服。

　　佩兰全草含有挥发油，即对异丙基甲苯、乙酸橙花醇酯、叶含香豆精等，另外含有三萜类化合物。现代药理学研究证实，佩兰具有抑制金黄色葡萄球菌、变形杆菌、伤寒杆菌生长的作用,具有抗病毒、稀释痰液、抗肿瘤的作用等。

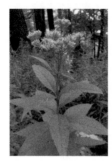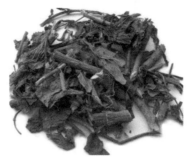

（袁溢晨）

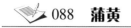

《夜闻贾常州崔湖州茶山境会亭欢宴》

唐·白居易

遥闻境会茶山夜,珠翠歌钟俱绕身。

盘下中分两州界,灯前合作一家春。

青娥递舞应争妙,紫笋齐尝各斗新。

自叹花时北窗下,蒲黄酒对病眠人。

江南太湖周围的湖州、常州等州郡多产名茶,在唐代,最著名的是湖州的紫笋茶和常州的阳羡茶,深受唐朝皇帝和权贵官戚的喜爱。在贡茶制度建立以后,紫笋茶和阳羡茶都被列为贡茶。湖州刺史和常州刺史每年早春都要在两州毗邻的顾渚山境会亭举办盛大茶宴,邀请当时的社会名流共同品尝和审定贡茶的质量。宝历年间,常州贾刺史和湖州崔刺史共同邀请时任苏州刺史的白居易赴境会亭茶宴,可是白居易因病不能参加,于是写下这首《夜闻贾常州崔湖州茶山境会亭欢宴》,诗中表达了对不能参加这次茶山盛宴的惋惜之情。那么,诗中的蒲黄是什么?

蒲黄,别名香蒲、水蜡烛、蒲草,为香蒲科植物水浊香蒲、东方香蒲或同属植物的干燥花粉。气微,味淡。本品为黄色粉末。体轻,放水中则飘浮水面。手捻有滑腻感,易附着手指上。气微,味淡。

重庆的夏天俗称火炉,外面烈日炎炎,偶尔身体也会上火。有次出现睡前刷牙时,偶有牙龈流血、口腔肿胀的现象,自己辩证后,就使用蒲黄,熬成汁水,服用两日有余,肿胀疼痛明显缓解。

《本草纲目》记载:"蒲黄生用有破血消肿之功,炒用有补血止血之效。"蒲黄粉外用可治舌胀满口,重舌生疮等功效。单味研末搽敷,可治小儿口舌生疮或舌肿大。宋度宗曾患舌肿充血之疾,系重舌,口疮之类,故用蒲黄和干姜研末干擦后被治愈,证其有效。

蒲黄味甘,性平,归肝、心包经。功效为止血、化瘀、通淋。用于吐血、衄血、咯血、崩漏、外伤出血、经闭痛经、脘腹刺痛、跌扑肿痛、血淋涩痛。用法用量:5~9 g,包煎。外用适量,敷患处。注意:孕妇慎用。蒲黄炭:取净蒲黄,照炒炭法炒至棕褐色。

现代药理学研究表明,蒲黄有抗血栓形成、止血的作用;还有抗心肌缺血、抗脑缺血、调脂、镇痛的作用;还有收缩子宫和抗炎等作用。所以被广泛用于临床,在各个方剂和中成药中都有应用,比如蒲黄丸的主要成分就是蒲黄,功能主治是清热、凉血、利尿、通淋。

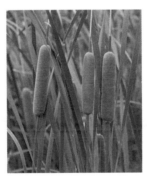

(袁溢晨)

189 ·

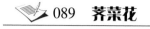

089　荠菜花

《鹧鸪天·游鹅湖醉书酒家壁》

宋·辛弃疾

　　春入平原荠菜花。新耕雨后落群鸦。多情白发春无奈，晚日青帘酒易赊。

　　闲意态，细生涯。牛栏西畔有桑麻。青裙缟袂谁家女？去趁蚕生看外家。

　　这是一首借景抒情的词，描写了一幅农村恬静而又充满生机的春天景象。春天来临，平原之上恬静而又充满生机，白色的荠菜花开满了田野。土地刚刚耕好，又适逢春雨落下，群鸦在新翻的土地上觅食。忽然之间适才令人心情舒爽的春色不见了，愁绪染白了头发。心情沉闷无奈，只好到小酒店去饮酒解愁。村民们神态悠闲自在，生活过得井然有序，牛栏附近的空地上也种满了桑和麻。春播即将开始，大忙季节就要到来，不知谁家的年轻女子，穿着白衣青裙，趁着大忙前的闲暇时光赶着回娘家。看着此情此景，词人联想到自己被罢官落职，不得不退居田园，这时他正壮年，足有干一番事业的雄心壮志，耐不住清闲无为的生活。所以词人游鹅湖，面对生机勃勃的春天，联想到自己的遭遇，事业上的失意与感叹岁月流逝的惆怅之情便油然而生。词中的荠菜花是什么呢？

　　荠菜花，别名地米花（《贵州民间方药集》），为十字花科植物荠菜的花序。本品总状花序轴较细，鲜品绿色，干品黄绿色；小花梗纤细，易断；花小，直径约 2.5 mm，花瓣 4 片，为白色或淡黄棕色；花序轴下部常有小倒三角形的角果，为绿色或黄绿色。气微清香，味淡。

　　记得小时候，每至清明前后，外婆总喜欢去附近的山上采野菜,回家淘洗,和白白的面粉一起揉,揉成一个个浅绿色的面团,放进蒸笼,蒸成一个个清香的糕点,就着饭菜吃,可香了。外婆说很久以前这种野菜是救济穷人的活命菜,便呼之为"济菜",后人觉"济"字不雅,便改成了如今的"荠菜"。

荠菜花味甘,性凉,归肝、脾经。功效为凉血止血、清热利湿。主治痢疾、崩漏、尿血、吐血、咯血、衄血、小儿乳积、赤白带下。用法用量:内服煎汤,10~15 g;或研末。

现代药理研究中,荠菜有类似麦角的作用,其浸膏试用于动物离体子宫或肠管,均呈显著收缩,全草的醇提取物有催产素样的子宫收缩作用。此外荠菜中的荠菜酸也有止血的作用。

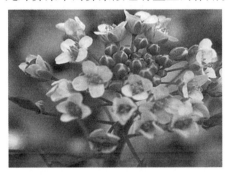

（袁溢晨）

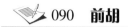

《最高楼·醉中有索四时歌者为赋》

宋·辛弃疾

长安道,投老倦游归。七十古来稀。藕花雨湿前胡夜,桂枝风澹小山时。怎消除?须酿酒,更吟诗。

也莫向竹边孤负雪。也莫向柳边孤负月。闲过了,总成痴。种花事业无人问,惜花情绪只天知。笑山中:云出早,鸟归迟。

此词表面上写要以诗酒花月打发生活、度过余年,实际上是抒发自己徒有报国热忱而无人问的愤慨之情。词中的前胡是什么呢?

前胡,为伞形科植物白花前胡或紫花前胡的干燥根。冬季至次春茎叶枯萎或未抽花茎时采挖,除去须根,洗净,晒干或低温干燥。白花前胡又名姨妈菜、罗鬼菜(李宗防《黔志》)、水前胡(《植物名实图考》)、野芹菜、岩风、南石防风、坡地石防风、鸡脚前胡、岩川芎。紫花前胡又名土当归(《植物名实图考》)、鸭脚七、野辣菜、山芫荽、桑根子苗、鸭脚前胡、鸭脚板。

一次门诊,一位奶奶带着小孙女来看病。小朋友咳嗽一周了,有很多痰,胃口也差,没吃多少就开始打嗝儿。听诊时,听到肺上痰鸣声如小火煮粥。对症开了中药,尤其重用前胡。因为前胡不仅有化痰的功效,也有开胃下食的妙用。

前胡味苦、辛,性微寒,归肺经。功效为散风清热,降气化痰。用于风热咳嗽痰多、痰热喘满、咯痰黄稠。用法用量:内服煎汤,3~9 g。

在现代药理研究中,用麻醉实验动物收集气管黏液分泌的方法证明,口服紫花前胡煎剂 1 g/kg 能显著增加呼吸道黏液分泌,具祛痰作用。前胡甙元有抗菌、抗真菌作用。

前胡虽好,但阴虚咳嗽、寒饮咳嗽患者不宜使用;阴虚火动、胸胁逆满患者忌用;孕妇也不宜服用。

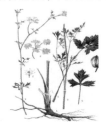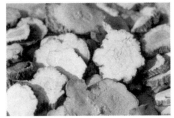

（袁溢晨）

《芡实》

宋·姜特立

芡实遍芳塘,明珠截锦囊。

风流熏麝气,包裹借荷香。

本诗描绘了一幅在夏日清风中,荷香环绕下,荷塘遍布芡实的画面。诗中的芡实是什么呢?

芡实,别名鸡头米、鸡头,为睡莲科植物芡的干燥成熟种仁。其种植与荷花基本相同,在池塘里。芡实叶青如碧玉,状如华盖,叶子有隆起和皱缩,看上去不光滑的,有刺。秋末冬初采收成熟果实,除去果皮,取出种子,洗净,再除去硬壳(外种皮),晒干。本品呈类球形,多为破粒,完整者直径为 5～8 mm。表面有棕红色内种皮,一端黄白色,约占全体 1/3,有凹点状的种脐痕,除去内种皮显白色。质较硬,断面白色,粉性。无臭,味淡。

苏州的名食中,芡实是必不可少的。有一年去苏州的表姐家,在街角看到了一道风景,人们聚在树旁檐下,坐一小凳,手戴"铁指甲",剥着芡实。雪白的瓷碗里放着剥好的芡实子,白如象牙,如玉珠,晶莹剔透。晚餐,表姐特别加了一道芡实粥,入口软糯清香。

宋代的大文豪苏东坡喜食芡实,并且这是他的养生妙法之一。《红楼梦》结海棠社章节中,早秋的大观园刚结出了芡实,宝玉想给湘云也尝尝鲜,便让袭人安排送一份食盒去史家。可见芡实是一种药食同源的食材,因其和人参类似,却有补而不峻、防燥不腻的特点,也被誉为"水中人参"。

芡实味甘、涩,性平,归脾、肾经。功效为益肾固精、补脾止泻、祛湿止带。用于梦遗滑精、遗尿尿频、脾虚久泻、白浊、带下。用量:9～15 g。

　　中药饮片芡实经现代药理学研究,证实了它的化学成分主要包含有淀粉、蛋白质、脂肪、碳水化合物、钙、磷、铁、硫胺素、核黄素、尼古酸、抗坏血酸等。经临床研究证实中药芡实的药理作用主要为收敛、滋养。

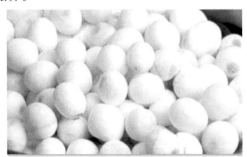

（张莹）

《春兴七首》

宋·白玉蟾

茜草叶交萱草叶，桃花枝映李花枝。

馋风馋雨休相恼，放我水边林下嬉。

本诗描写了春日里茜草与萱草交织，桃花与李花相互辉映，抛掉春风细雨走马去的烦恼的心境。那么诗中的茜草是什么呢？

茜草，别名四轮草、拉拉蔓、小活血、过山藤，"茜，一作蒨，方茎，蔓生，叶似枣，每节四五叶对生，至秋开花，结实如小椒"，为茜草科植物茜草的根和根茎。春秋季采挖，除去泥沙，晒干。茜草生于山坡岩石旁或沟边草丛中。主产安徽、河北、陕西、河南、山东。

茜草还是一种天然的植物染料，"茜"这个字就有红色的意思。茜草根所含茜红素，自古用作红色染色剂，《红楼梦》中就有"茜纱窗"的描写。茜草在《诗经》里叫茹藘，"东门之墠，茹藘在阪。其室则迩，其人甚远"。《黄帝内经》中有治疗妇人病的"四乌贼骨一藘茹丸"。

茜草味苦，性寒，归肝经。功效为凉血活血、祛瘀、通经。用于吐血、衄血、崩漏下血、外伤出血、经闭瘀阻、关节痹痛、跌扑肿痛。茜草止血而不留瘀，用于热证出血、经闭腹痛、跌打损伤，配伍乌贼骨止血力更强。

在现代研究中，茜草的药理成分有止血、抗血小板聚集、升高白细胞、镇咳祛痰、抗菌、抗癌的作用,对尿路结石和心肌梗死也有一定的治疗作用。

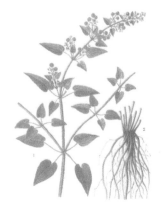 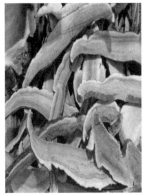

（张莹）

《天马歌》

宋·张耒

风霆冥冥日月蔽,帝遣真龙下人世。

降精神马育天驹,足蹑奔风动千里。

萧条寄产大宛城,我非尔乘徒尔生。

小羌杂种漫羁绁,枥上秋风时一鸣。

万里名闻汉天子,内府铸金求駃骎。

将军受诏玉关开,灵旂西指宛王死。

天马出城天驷惊,塞沙飒飒边风生。

执驱校尉再拜驭,护羌使者清途迎。

骐驎殿下瞻天表,天质龙姿自相照。

翠蕤黄屋两逦迤,玉镫金鞍相炫耀。

东游封祀被和鸾,甲子北来巡朔边。

展才自觉逢时乐,致远不知行路难。

物生从类如有神,地无远近终相亲。

君不见莘野磻溪耕钓叟,一朝吐气佐明君。

　　护羌使者,是中药羌活的别称。西羌,是玉门关以西,大漠高原,回望长安,寥落无边。在这个"羌笛何须怨杨柳,东风不度玉门关"的大漠中,羌活顽强地生长在那儿。羌活植株高大,根茎粗壮,7月气温回升,在雨水甘露的滋润下,会开出黄色的花朵,这是西北大漠道难得的景观。它不仅固护水土,也能治疗西北地区的常见风湿病,因此,人们称它为"护羌使者"。

　　羌活,为伞形科植物羌活、宽叶羌活或川羌活的根及根茎。春秋挖取根及根茎,去净茎叶细根、泥土,晒干或烘干。羌活味辛、苦,性温,归膀胱、肾经。功效为散表寒、祛风湿、利关节。主治感冒风寒、头痛无汗、风寒湿痹、项强筋急、骨节酸疼、风水浮肿、痈疽疮毒。有较强的祛风散寒和止痛效果。多用于外感风寒,恶寒发热,头痛身痛等症。本品有较强的发散风寒和止痛效果。常与防风、白芷等同用,如九味羌活汤。用于风寒湿邪侵袭所致的肢节疼痛、肩背酸痛,尤以上半身疼痛更为适用。本品能祛风胜温,散寒止痛。常与防风同用,如蠲痹汤。内服时煎汤,用量在2~5钱;或入丸、散。关于它的用药禁忌,《本草经疏》提到:"血虚头痛及遍身疼痛骨痛因而带寒热者,此属内证,误用反致作剧。"

　　说到羌活,还有一味与之十分相似的中药名为独活,两味药有相似也有不同之处,《本草正义》描述到:"而羌活之气尤胜,则能直上顶巅,横行支臂,以尽其搜风通痹之职,而独活止能通行胸腹腰膝耳。顾之师门,恒以羌活专主上部之风寒湿邪,显与独活之专主身半以下者截然分用,其功尤捷,而外疡之一切风湿寒邪,着于肌肉筋骨者亦分别身半以上、身半以下,而以羌、独各为主治。若在腰脊背膂之部,或肢节牵挛,手足上下交痛,则竟合而用之,宣通络脉,更能神应,固不仅内科着痹,应手辄效,而外科之风寒湿邪,亦莫不投剂立验。又按羌活本含辛温之质,其治疗宜于风寒风湿,而独不宜于湿热,以湿邪化热,即为温病,似无再用辛温之理,然此惟内科证治为然,若外疡之属于湿热者,苟肿势延蔓,引及骨节筋肉伸缩不利,非以羌、独之善走宣通为治,则效力必缓,故虽热病,亦不避用,但仅以为向导而任佐使之职,则分量甚轻,其主任之君药,固犹是理湿清热之正剂,此亦发表不远热之大旨,非抱薪救火者所得以为借口也。"在使用时,应注意辩清二者差异。

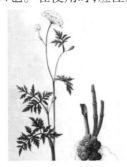
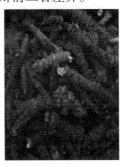

（张莹）

《对酒》

唐·李白

葡萄酒,金叵罗,吴姬十五细马驮。

青黛画眉红锦靴,道字不正娇唱歌。

玳瑁筵中怀里醉,芙蓉帐底奈君何!

本诗全文采用叙述手法,生动形象地描写了诗人到江南游玩时所见的情景,美酒、美人、美乐,还描写到了女性用青黛画眉,穿着红色锦绣做的靴子。诗人沉醉于江南的快乐生活中。那么青黛是什么呢?

青黛,又称靛花、青蛤粉、青缸花、蓝露。为爵床酬科植物马蓝、蓼科植物蓼蓝、十字花科植物菘蓝的叶或茎叶经加工制得的干燥粉末、团块或颗粒。在古代也常用于印染布匹、画眉等。主产于福建、云南、江苏等地。

青黛的炮制需拣去杂质,过箩,筛去杂质,置乳钵内,加适量清水,混合研细,复注入清水,轻轻搅动,使细粉悬浮,倾入另一容器中,待沉淀后,倒去清水,然后将沉淀之粉末,倾倒于铺上白纸的筛内,晒干,研细。青黛用法用量少,为 1~3 g,宜入丸散用。外用适量。《本草从新》记载:"中寒者勿使。"

青黛味咸,性寒,归肝经,有清热解毒、凉血消斑、泻火定惊等功效。主治温病热盛,斑疹,吐血、咯血,咽痛口疮,小儿惊痫,疮肿,丹毒,蛇虫咬伤等。

在现代研究中,青黛有助于预防应激性溃疡出血及食道癌术后的口腔护理,但青黛的研究中有导致便血的成分,所以运用时应纵观全局,量体裁衣。

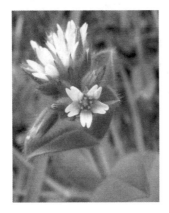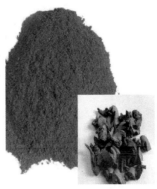

（张莹）

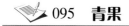

095　青果

《纪赐十二绝 其十 赐橄榄》

明·严嵩

青果来闽峤,分珍出御函。

谁知辛苦后,滋味有馀甘。

本诗全文采用白描手法,生动形象地描写了青果生长于福建的山地,长成之后装在精美的盒子里。在辛苦采摘后,味道香甜可口。那么,青果是什么呢?

青果,又称橄榄、白榄、甘榄,为橄榄科植物橄榄的干燥成熟果实。青果又称谏果,因初吃时味涩,久嚼后,香甜可口,余味无穷。比喻忠谏之言,虽逆耳,但利民,于人健康有益。橄榄还被称为"福果"。这是海外华侨起名的。此既说明了福州历史上青果产量多,也表达了侨胞对乡土(福州)的眷恋之情。

《本草纲目》记载:"青果,此果虽然,其色亦青。故俗呼青果,八有色黄者不堪,病物也。青果树高,将熟时,以木钉钉之,或纳盐少许于皮内,其实一夕自落,亦物理之妙也。其子生食甚佳,密渍盐藏皆可致远。其木脂状如黑胶者,土人采取,热之香烈,谓之榄香,杂以中皮胶者,即不传矣。又有一种方榄,出广西两江峒中,似青果而有三角或四角,即是波斯青果之类也。青果,盐过不苦涩,同栗子食甚香。"

青果味甘、酸,性平,归肺、胃经,有清热解毒、利咽、生津之功效,主要用于咽喉肿痛、咳嗽痰黏、烦热口渴、鱼蟹中毒。

青果的用量为 5~10 g,青果味甘,性涩,表证初起者慎用。其炮制方法为除去杂质,洗净,干燥。用时打碎。

经现代研究,青果化学成分复杂,药理活性多样,具有很高的药用价值。其中挥发油、多酚、黄酮、没食子酸等成分具有消除自由基、抗氧化、抑菌、抗病毒等功效。

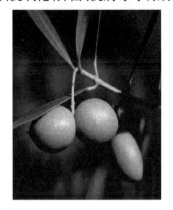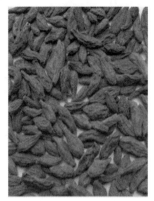

（张莹）

《临洮龙兴寺玄上人院，同咏青木香丛》

唐·岑参

移根自远方，种得在僧房。六月花新吐，三春叶已长。

抽茎高锡杖，引影到绳床。只为能除疾，倾心向药王。

　　本诗全文采用白描手法，生动形象地描写了青木香祛病疼的景象。从远处把青木香的根移植到寺庙的后院，六月开花，三春出新叶，根茎高大，阳光照射能把影子牵到床头，一心只为解除病痛。那么，青木香是什么呢？

　　青木香，别名马兜铃根、兜铃根、土青木香、土木香、蛇参根、铁扁担、痧药、野木香根、水木香根、白青木香、天仙藤根，为马兜铃科植物马兜铃的干燥根。春、秋二季采挖，除去须根及泥沙，晒干。本品呈圆柱形或扁圆柱形，略弯曲，长 3 ~ 15 cm，直径 0.5 ~ 1.5 cm。表面黄褐色或灰棕色，粗糙不平，有纵皱纹及须根痕。质脆，易折断，断面不平坦，皮部淡黄色，木部宽广，射线类白色，放射状排列，形成层环明显，黄棕色。气香特异，味苦。

　　青木香味辛、苦，性寒，有毒，归肺、胃经，有行气、解毒、消肿之功效，主治胸腹胀痛、痧症、肠下痢、高血压、疝气、蛇咬毒、痈肿、疔疮、皮肤瘙痒或湿烂。

在现代研究中,青木香所含成分有助于治疗胃痛、高血压病,以青木香局部应用,治疗五官科急性炎症具有优势。

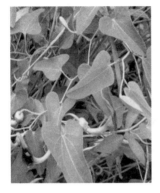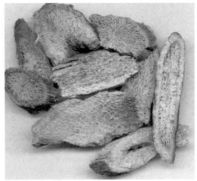

(张莹)

《蚯蚓》

宋·梅尧臣

蚯蚓在泥穴,出缩常似盈。

龙蟠亦以蟠,龙鸣亦以鸣。

自谓与龙比,恨不头角生。

蝼蝈似相助,草根无停声。

聒乱我不寐,每夕但欲明。

天地且容畜,憎恶唯人情。

　　本诗全文采用白描手法,生动形象地描写了蚯蚓的生活环境和品质。那么,蚯蚓是什么呢?

　　蚯蚓,又名竖蚕、附蚓、曲蟮、土龙,为巨蚓科动物参环毛蚓或正蚓科动物背暗异唇蚓的全体。参环毛蚓在7—9月采收。据广东经验,可用鲜辣蓼草捣烂成糊,加入茶卤和清水,倒在蚯蚓多的地方,以诱捕之,捕得后拌以稻草灰,用温水稍泡,除去体外黏膜,剖腹,洗净体内泥沙,晒干或烘干。商品称为"广地龙"。背暗异唇蚓在6—7月采收。捕后用草木灰呛死。洗去灰晒干或烘干。商品称"土地龙"。

　　蚯蚓味咸,性寒,归肝、脾、肺经。具有清热定惊、通络、平喘、利尿的功效。用于高热神昏、惊痫抽搐、关节痹痛、肢体麻木、半身不遂、肺热喘咳、尿少水肿、高血压等症。

在现代临床上广泛应用于高热神昏、惊痫抽搐、关节痹痛、肢体麻木、半身不遂、肺热喘咳、尿少水肿、高血压等疾病。

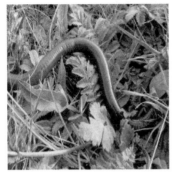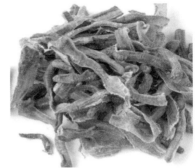

（张莹）

《小园五咏 其一 人参》

宋·苏轼

上党天下脊,辽东真井底。玄泉倾海腴,白露洒天醴。

灵苗此孕毓,肩股或具体。移根到罗浮,越水灌清泚。

地殊风雨隔,臭味终祖祢。青桠缀紫萼,圆实堕红米。

穷年生意足,黄土手自启。上药无炮炙,龁齧尽根柢。

开心定魂魄,忧患何足洗。糜身辅吾生,既食首重稽。

苏轼(1037—1101 年)字子瞻,号东坡居士,是"唐宋八大家"之一。该诗是五言律诗,运用了大量夸张的修辞手法,将人参描写得可谓是:"上天入地,无所不能。"诗人主要介绍了我国各个地方的人参分类、作用、养育种植以及人参的服用方法。通过这首诗可以看出,早在宋代我国的医家就已经开始重视人参的功效,正是因为古代诗人创造的大量诗篇,才让人参成为中华文化史几千年来的主流。在百姓的生活中,百姓们口口相传,诞生了不少有趣的人参故事。

人参又名黄参、圆参,因长得极似人形也称人衔、鬼盖,是一类多年生草本植物。人参主根高 30～60 cm,肥厚,肉质,黄白色,圆柱形或纺锤形,下面稍有分枝;根状茎(芦头)短,直立。通常 3 年开花,5—6 年结果,花期 5—6 月,果期 6—9 月。可谓是十分难得。人参主要分布在我国东北部,是"东北三宝"之一,是我国名贵的中药材之一,《神农本草经》云:"主补五脏,安精神,定魂魄,止惊悸,除邪气,明目,开心益智,久服轻身延年。"由此可见,人参对我们身体有益无害,不愧是"百草之王"。

根据物种分类,人参可分为五加科植物人参的根和五加科植物西洋参的根。又由于炮制的方法不同,大致被分为生晒参、红参和糖参三类。生晒参,指的是鲜参清洗干净后,用设备烘干,烘干后的人参切片使用;也可用时捣碎,打成粉服用;红参是人参的熟用品,有大补元气、复脉固脱、益气摄血的功效,指的是人参采集后经过浸润、清洗、分选、蒸笼上蒸,蒸后烘干,切片后使用;糖参,以浆气不足、体形欠佳、不适于加工红参的鲜人参为原料,指的是将人参在糖水里浸泡。人参入药最早记载于《神农本草经》。

人参主要生长于土质肥沃的山谷中,喜寒湿,现我国主要为人工种植。通常 6 年收获一次,十分珍贵。人参味甘、微苦,性温、平,归脾、肺、心经。主要功效为大补元气、复脉固脱、补脾益肺、生津、安神。用于体虚欲脱、肢冷脉微、脾虚食少、肺虚喘咳、津伤口渴、内热消渴、久病虚羸、惊悸失眠、阳痿宫冷、心力衰竭、心源性休克等症。对一场重病之后,急需补充元气的患者尤其适用,如小儿受惊后,瞳孔不正者均可使用。在我国现代临床医学中主要运用于急救、降压。《珍珠囊》记载:"养血,补胃气,泻心火。"在四君子汤中,人参配伍白术,人参补益营卫之气,白术健脾燥湿。主治营卫气虚而致脏腑怯弱,心腹胀满,全不思食,肠鸣泄泻,呕吐逆。济生方中,人参配伍熟附子主治自汗盗汗,阳虚气喘。人参补气生津,附子回阳救逆。二者合用,有异曲同工之妙。人参配伍麦冬、五味子,补气养阴;配伍白术、茯苓,健脾补中,益心安神;配伍鹿角胶用于肺虚久咳;配伍石膏,主治热病气阴两伤,人参补益脾肺,生津止渴,石膏清热泻火。当然,五脏六腑气不足皆可用人参补之。也要同时谨记:补药虽好,但不可过。每日用量宜 5～15 g。

熟悉了人参的适用范围,同时也要知道不适用的情况。人参忌用于实症、热证,如由于突然气壅而得的喘症,燥热引起的咽喉干燥症,一时冲动引发的吐血鼻衄等。但是不同种类的人参,其作用机理也不一样。一般来说,西洋参药性属凉性,一般用于热证,如血压增高、便秘等。而人参性温,适用于寒证。其中生晒参为清补之品,主要用于气阴两虚的证候和症状。

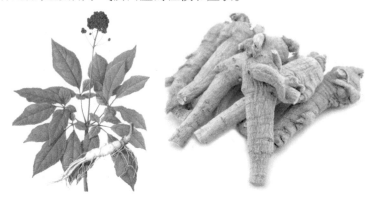

(张莹)

《丁惠安赠肉苁蓉》

宋·王十朋

老子当归兴已浓,令君何事寄苁蓉。

行将卜筑前湖去,蓑笠牵牛作老农。

本诗全文采用叙述手法,生动形象地描写了诗人年岁老矣,即将归隐,抒发了思念友人及爱国的感情。那么,肉苁蓉是什么呢?

肉苁蓉,别名寸芸、苁蓉、查干告亚(蒙古语),属濒危种。高大草本,高 40~160 cm,大部分地下生。花期5—6月,果期6—8月。在内蒙古(阿拉善左旗)、甘肃(昌马)及新疆有分布。肉苁蓉是一种寄生在沙漠树木梭梭根部的寄生植物,从梭梭寄主中吸取养分及水分,素有"沙漠人参"之美誉,具有极高的药用价值,是中国传统的名贵中药材。

肉质茎,呈长圆柱形或下部稍扁,略弯曲,长 3~375 px(1 px≈0.4 mm),下部较粗,直径 5~375 px;向上渐细,直径 2~375 px。表面灰棕色或棕褐色,密被覆瓦状排列的肉质鳞片,鳞片菱形或三角形,厚约 5 px,宽 0.5~37.5 px。并可见鳞片脱落后留下的叶迹呈弯月形。质坚硬,不易折断。断面棕色,有淡棕色点状维管束,深波状或锯齿状环列。木质部约占 4/5,有时中空。表面和断面在亮光处可见结晶样小亮点。传统认为以肥大肉质、黑棕色、油性大、质柔润者为佳。

肉苁蓉味甘、酸、咸,性温,归肾、大肠经,具有补肾、益精、润燥、滑肠等功效。主治男子阳痿,女子不孕、带下、血崩、腰膝冷痛、血枯、便秘等症。肉苁蓉药食两用,长期食用可增加体力、增强耐力以及抵抗疲劳,同时又可以增强人类及动物的性能力及生育力。

肉苁蓉的炮制方法：肉苁蓉鲜干片可直接泡水、泡酒、炖汤，肉苁蓉鲜干片就是用新鲜肉苁蓉直接切片风干，所以比传统整根肉苁蓉口感、颜色、效果更好。

肉苁蓉拣净杂质，清水浸泡，每天换水 1～2 次（如系咸苁蓉，泡尽盐分），润透，切片（纵切），晒干。

在现代研究中，肉苁蓉的药理成分有抗衰老、改善阳痿早泄、抗疲劳、保护肝脏、保护心脑血管、润肠排毒的作用。

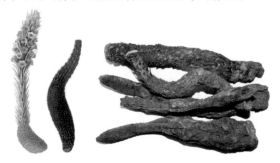

（张莹）

《谢邵仲才惠滴乳香》

元·叶颙

海南烟树饱风霜,老树脂膏臭味芳。

露湿未乾秋月白,风吹不断莫云长。

团团良玉寒生彩,颗颗骊珠夜吐光。

得尔价须增百倍,指挥檀麝合称王。

本诗生动形象地描写了烟树的树脂膏臭味芳。但是其价值昂贵,可与檀麝媲美。那么,乳香是什么呢?

乳香,又名滴乳香、熏陆香,为橄榄科乳香树属植物乳香树、药胶香树及野乳香树等,以其树干皮部伤口渗出的油胶树脂入药。春夏均可采。本品呈球形或泪滴状颗粒,或不规则小块状,长 0.5~2 cm;淡黄色,微带蓝绿色或棕红色,半透明。质坚脆,断面蜡样。气芳香,味微苦,嚼之软化成胶块。

乳香味辛、苦,性温,归心、肝、脾经。功效为活血止痛。用于心腹诸痛、筋脉拘挛、跌打损伤、疮痈肿痛;外用消肿生肌。乳香的炮制方法为捣成粉末,于锅内炒至冒烟,表面熔化显油亮光泽后,除净大量的刺激性浓烟(即挥发油),倒出待微冷后,切成小块即得。用法用量 1~3 钱;外用适量,配入散剂或膏剂,敷贴患处。

在现代药理研究中,乳香有较显著的镇痛作用。

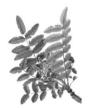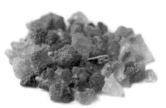

(张莹)

《江南杂题》

唐·张祜

积潦池新涨,颓垣址旧高。怒蛙横饱腹,斗雀堕轻毛。

碧瘦三棱草,红鲜百叶桃。幽栖日无事,痛饮读离骚。

本诗全文采用白描手法,生动形象地描写了在积池新涨、颓址旧高、怒蛙饱腹、斗雀轻毛的夏日景象里,三棱草在红花桃林里悠然自得的画面。那么,三棱是什么呢?

三棱为黑三棱科植物黑三棱的干燥块茎。冬季至次年春采挖,洗净,削去外皮,晒干。三棱呈圆锥形,略扁,长 2~6 cm,直径 2~4 cm。表面黄白色或灰黄色,有刀削痕,须根痕小点状,略呈横向环状排列。体重,质坚实。无臭,味淡,嚼之微有麻辣感。三棱横切面,皮层为通气组织,薄壁细胞分枝状,枝端彼此相连,形成大的细胞间隙;内皮层细胞排列紧密。中柱薄壁细胞类圆形,壁略厚,内含淀粉粒;维管束外韧型及周木型,散列,导管非木化。皮层及中柱均散有分泌细胞,内含棕红色分泌物。

三棱味辛、苦,性平,归肝、脾经。功效为破血行气,消积止痛。用于癥瘕痞块,瘀血经闭,食积胀痛,痛经,胸痹心痛,脘腹胀痛。用法用量:煎服,5~10 g,三棱醋用后主入血分,增强破血止痛之力。使用注意孕妇禁用;不宜与芝硝、玄明粉同用。炮制三棱需除去杂质,浸泡,润透,切薄片,干燥。醋三棱:取净三棱片,照醋炙法炒至色变深。每 100 kg 三棱,用醋 15 kg。

在现代药理研究中,三棱的成分在非特异性抗瘤、抗血小板聚集、抗血栓等方面有明确的作用。

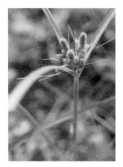 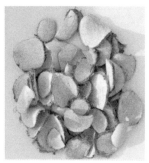

（周红）

《自题画诗 其四》

清·戴本孝

草木亦争荣,攀援与依附。

凌霄桑寄生,滋蔓尚可惧。

惜哉不防微,良材化枯树。

　　本诗全文采用拟人手法,生动形象地把桑寄生比作人,在诸多植物的竞相争荣中甘愿化作枯树。那么,桑寄生是什么呢?

　　桑寄生是桑寄生科植物桑寄生的干燥带叶茎枝。冬季至次春采割,除去粗茎,切段,干燥,或蒸后干燥。桑寄生茎枝呈圆柱形,长 3 ~ 4 cm,直径 0.2 ~ 1 cm;表面红褐色或灰褐色,具细纵纹,并有多数细小凸起的棕色皮孔,嫩枝有的可见棕褐色茸毛;质坚硬,断面不整齐,皮部红棕色,木部色较浅。叶多卷曲,具短柄;叶片展平后呈卵形或椭圆形,长 3 ~ 8 cm,宽 2 ~ 5 cm;表面黄褐色,幼叶被细茸毛,先端钝圆,基部圆形或宽楔形,全缘;革质。无臭,味涩。

　　桑寄生味苦、甘,性平,归肝、肾经。功效为补肝肾、强筋骨、祛风湿、安胎元。主治风湿痹痛、腰膝酸软、筋骨无力、崩漏经多、妊娠漏血、胎动不安、头晕目眩。用量:10 ~ 15 g。用法:煎服。炮制桑寄生需除去杂质,略洗,润透,切厚片,干燥。

　　在现代临床应用中,桑寄生治疗冠心病、心绞痛、冻伤应用广泛。在现代药理研究中,桑寄生有抗心律失常、防治急性心肌梗塞、抑制血小板聚集的作用。对实验性高血压逆转、免疫同样有可观的作用,可用于肿瘤治疗中,作为促进细胞分裂免疫刺激剂以控制和调整免疫系统。

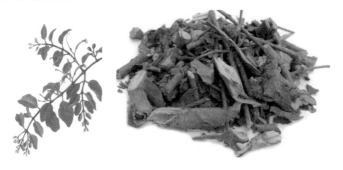

（周红）

《幽居即事》

宋·陆游

屏居江海涯，杳杳菰蒲深，

俛仰夏令中，泽国正多阴。

桑椹熟以紫，水鸟时遗音。

偶得一瓢酒，邻里聊相寻。

陆游(1125—1210年)，字务观，号放翁，是南宋著名的爱国诗人，其诗歌语言平易，章法严谨。这首诗描述了诗人隐居后的生活，诗中不仅写到其隐居后孤单郁闷的心情，还通过对桑葚、水鸟等的描写勾画出了一幅田园风景画卷，清代诗人赵翼评价其诗作"凡一草、一木、一鱼、一鸟，无不裁剪入诗"。诗中"俛仰夏令中，泽国正多阴"这句指出了桑葚的生长特性是在夏令时节的潮湿环境下，果实会由红变紫成熟。而桑葚除了在古诗中能作为乡野生活的标志，其药用价值也早在《新修本草》中就有记载。

桑椹，又名桑椹子、桑蔗、桑枣、桑果、桑泡儿、乌椹，现多写为桑葚，为桑科植物桑的果穗，全国各地均可见。桑葚大多呈一卵圆形或长圆形的聚花果，系由许多小核果集合而成，长 2～3 cm，直径 1.2～1.8 cm。未成熟时多为绿色，成熟后变肉质，可见黑紫色或红色(极少可见乳白色)，种子小，花期3—5月，果期5—6月，成熟后的气味微酸而甜，《本草崇原》写到桑葚的功效有："止消渴，利五脏，关节痛，安魂，镇神，令人聪明，变白不老。"《本草新编》则提出："桑椹，专黑髭须，尤能止渴润燥，添精益脑。"桑葚味甘、酸，性寒，归肝、肾经。用量多在 10～15 g，但许多药剂的用量都远远多于此标准，清代名医陈士铎在《洞天奥旨》中记载的神龟散中用到了120

g 的量,当桑葚作为膏剂使用时用量往往也不会拘泥于 10～15 g 的剂量,这多取决于病人的实际情况和医生的用药习惯。

　　谈及其药用价值,当然就要说一下它作为一味补阴药的基本功效:滋阴补血,生津润燥。炮制方法多为取原药材,去除杂质,洗净、干燥,除此之外不同年代的炮制研究还提出了微炒用、熬膏用,还有与蜜、酥油、生姜共制等方法,当然其也可作为冲剂单用或与其他中药、食材同用,单用可发挥其滋补肝肾的作用,治疗头晕目眩、目昏眼花、须发早白等阴血亏虚的症状,多个药材一起使用时则可根据患者的具体临床表现配伍,比如将桑葚与何首乌、菟丝子、女贞子、黑芝麻等配伍具有补益肝肾、滋养精血的功效,以及为发挥其润燥功效与当归、何首乌、火麻仁等同用的通舒冲剂。

　　另外,炮制后的桑葚并不适合任何情况下都随意服用,虽然其既可作为药物也可作为食品的特性及平和的药效,但大家还是要注意留意其滑肠的功效,脾胃虚寒大便溏薄者须谨慎使用,以防桑葚“润而下行”的特点加重症状,小儿的脾胃功能较差,消化功能容易被影响,故在面对小朋友时也要控制桑葚的用量以免伤及小儿脾胃。桑葚不只是一种水果,更是一味药材!

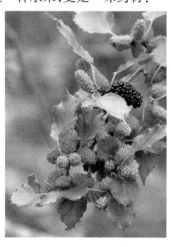

（周红）

《山药》

元·王冕

山药依阑出，分披受夏凉。

叶连黄独瘦，蔓引绿萝长。

结实终堪食，开花近得香。

烹庖入盘馔，不馈大官羊。

山药其名得来不易，山药原统称薯蓣，又名玉延等。《山海经》即有薯蓣的记载，沿用至唐朝，《本草衍义》云："按《本草》，上一字犯英庙讳，下一字曰蓣，唐代宗名预，故改下一字为药。"唐代宗取名李预，"蓣"字与"预"同音，犯帝讳之嫌，便改名为薯药。北宋时因避宋英宗赵曙讳而更名山药。

山药为薯蓣科植物薯蓣的干燥根茎。块茎肉贸肥厚，略呈圆柱形，垂直生长，长可达1 m，直径2～7 cm，外皮灰褐色，生有须根。山药是一种煎炒烹炸都可以做的食材。可做红枣山药排骨汤、拔丝山药，可将山药放进粥里，做各种米粥，还可以做蜜汁山药、冰糖蒸山药、桂花山药等。

山药味甘，性平，归肺、脾、肾经，具有健脾、补肺、固肾、益精、益气养阴的功效。可以治疗慢性腹泻、虚劳咳嗽、糖尿病的口干症状，以及男子的遗精、女子的带下过多，小孩和老人的尿频等。常见的中成药六味地黄丸、参苓白术散、消渴丸等就含有山药。

山药有一定的滋补价值，也能增强机体的免疫力。但感冒、温热、实邪及肠胃积滞者忌用。下面介绍几种常用方剂。

方剂一：500 g生淮山药。

【用法】取上药，研成细粉，过细筛，备用。每次用5～10 g，加适量水调和后加温熬成粥状。于喂奶前或饭前口服，每日3次。

亦可以山药粥代替乳食,连服 3 日。【主治】婴幼儿腹泻。

方剂二:山药、太子参各等量。

【用法】共研末,每次 6 g,开水冲服,每日 3 次。【主治】小儿遗尿。

方剂三:45 g 鲜山药,30 g 甘蔗汁,18 g 酸石榴汁,4 只生鸡子黄。

【用法】先将山药煎汤一大碗,再加入后三味调匀,分 3 次温服。【主治】发热性疾病后引起的虚弱或咳喘痰多。

方剂四:500 g 炒怀山药。

【用法】取上药,研成细末,备用。每次 6 g,每日 3 次,温开水冲服。遗尿重者可加 30 g 太子参,焙干研末与山药粉调匀服用。【主治】小儿遗尿属脾肾气虚型。

方剂五:山药、白术、花生仁各 250 g。

【用法】共炒焦研末,加 200 g 红糖,每次 30 g,开水送服,每日 3 次。【主治】止带/白带量多。

方剂六:30 g 捣碎的鲜山药,30 g 清半夏。

【用法】先用温水淘洗半夏数次,矾味清除,煎取清汤两杯半,去渣,加入山药调匀,再煎成粥,加白砂糖调味服之。【主治】胃气上逆呕吐不止者。

方剂七:山药、猪胰粉各等量。

【用法】山药单研细末,猪胰急速低温干燥,研细末,各取等量,以山药末煮糊和匀为丸,每日早晚各服 10 g。【主治】糖尿病。

方剂八:30 g 鲜山药,熟地黄、萸肉(去净核)、生龙骨各 15 g,柿饼、生杭芍各 12 g,牛蒡子(炒捣)、苏子(炒捣)、甘草(蜜炙)各 6 g。

【用法】水煎服。【主治】阴虚咳喘。

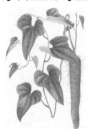
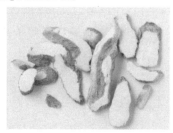

（周红）

《次韵鲜于晋伯三月病起二首》

宋·晁公溯

桃李几何春已阑,杂生蘪芜与射干。

永夏碧瓦藏绿暗,凉秋青山吐白团。

开花旋见槐著荚,解箨忽惊笋成竿。

资州无事吾所美,官居不殊涧谷盘。

　　晁公溯,也作晁公遡,字子西,是南宋著名文学家。其父晁冲之是北宋著名江西派诗人,其弟晁公武是南宋著名的目录学家及藏书家。晁公溯在南宋前期入蜀,其诗歌风格除了受到家学影响,还受到蜀中文化的熏陶,诗中既有清新淡泊的词句,又有批判官吏的叙事。此诗描述"桃李几何春已阑"时提及了川芎苗和射干的生长时间,而其中射干就是本篇要讲述的主角。

　　射干,也称乌扇、乌蒲、黄远、乌萐等,首载于《神农本草经》,是鸢尾科植物射干的干燥根茎。叶互生,嵌迭状排列,剑形,长20～60 cm,宽2～4 cm,基部鞘状抱茎,顶端渐尖,无中脉。花序顶生,叉状分枝,每分枝的顶端聚生有数朵花。蒴果倒卵形或长椭圆形,黄绿色,花期6—8月,果期7—9月。根状茎为不规则的块状,斜伸,黄色或黄褐色;须根多数,带黄色。茎直立,茎高1～1.5 m,实心。所以诗中所提到的射干只是属于药材射干的植株,其药用价值则只存在于其埋于土中的根状茎中,需要注意的是它的采挖时间是在春初刚发芽时或秋末茎叶枯萎时,挖出后需要去泥晒干处理。它多产于河南、湖北、江苏等地,但全国均可见。

　　射干味苦,性寒,归肺经。功效为清热解毒、祛痰、利咽,用量:3～10 g。临床多用于咽喉肿痛、痰壅喘咳、热毒痰火郁结、咳嗽气喘的症状。它味苦能泄降、寒能清热，在《本经逢原》中被称为"治喉痛咽痛要药"，尤其擅长热毒或者痰热的咽痛。《神农本草经》提出："主咳逆上气，喉痹咽痛，不得消息，散结气，腹中邪逆，食饮大热。"它不仅单用是治疗喉痹咽痛的好药，其在方剂中的应用更是灵活。不仅可和升麻、桔梗同用（射干汤），治疗由于热病引起的咽喉肿痛，还可以通过不同药物配伍发挥不同的功效，如《金匮要略》中所载的射干麻黄汤可谓是经典，见寒饮射肺之咳嗽气喘，痰多清稀者，与麻黄、细辛、半夏等同用，既能有射干祛痰、利咽的功效，又依托于麻黄散寒化饮、细辛温肺化饮的功效，辅以紫菀、款冬花一宣一降，调理肺气，半夏燥湿涤痰，生姜降逆化饮，五味子则收敛肺气，大枣具补益之功效，能滋荣肺气，九药共奏温肺化饮的功效。

除了其适用的情况，在哪些情况下不宜使用呢？苦寒伤胃，在面对脾虚患者时应慎重使用，孕妇应慎用或禁用，但往往这些苦寒药作用又难以替代，故使用时可佐以生姜、附子等达到用而不伤的目的，也可适量减少用量或分多剂使用。另外，在不见实热的情况下不宜使用射干，射干属苦寒性药物，《素问·至真要大论》云"诸寒之而热者取之阴"，意思是治疗阴虚症状滥用苦寒药反使发热更重，应该从补阴治疗。讲到这里，我希望大家能对射干有更深刻、清晰的认识。

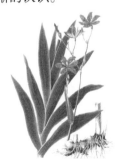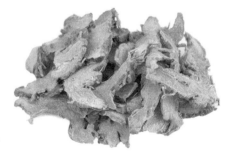

（周红）

《和王仲仪二首·麝香》

宋·梅尧臣

游伏柏林下,食柏遂生香。

空知噬脐患,岂有周身防。

赤豹以尾死,猛虎以睛丧。

倘或益於用,捐躯死其常。

梅尧臣(1002—1060 年),字圣俞,世称宛陵先生,北宋现实主义诗人。他仕途极不得意,此诗抒发了他苦闷、悲伤但又充满了渴望得到重用的心情。标题中出现的麝香,又称元寸香、元寸、寸香、当门子,为鹿科动物林麝、马麝或原麝成熟雄体香囊中的干燥分泌物,为椭圆形的袋状物,埋于生殖器前的组织深处,香腺处于香囊的前方和两侧。主产于四川、西藏、云南等地。野麝多在冬季至次春猎取,制备分为"毛壳麝香""麝香仁",前者是直接割取香囊,后者须刨开香囊,去除外壳,而家麝则取出麝香仁并干燥使用。其在香料工业和医药工业中有着传统的不可替代的重要价值,是四大动物香料(麝香、灵猫香、河狸香、龙涎香)之首。

大家对麝香的印象大约多是麝香能够制香,其实麝香也是一味中药,它作为药物最早记载于《神农本草经》中。本品味辛,性温,归心、脾经。辛温可开窍可行血,故其基本功效为开窍醒神,活血通经,消肿止痛,对闭症神昏、血瘀、痈肿瘰疬、咽喉肿痛、疮疡肿毒的病人有较好的疗效。麝香辛香之性走窜行散,既可向上达脑,又可行血活血,还可以入胞宫,有活血通经之功效,《本草纲目》称其"能通诸窍之不利,开经络之壅遏"。另外,因其有通经的功效,传统曾用其催生下胎,治疗难产、死胎、胞衣不下,但它无论内服外用都容易导致堕胎,所以孕妇不宜使用,现在已经很少使用麝香治疗难产、死胎这种疾病了。

麝香多入丸、散剂,用法:外用适量,不宜久煎。用量:0.03～0.1 g,入丸散剂可同牛黄、冰片、朱砂、黄连、黄芩等开窍清热的药物配伍使用,发挥清热解毒、豁痰开窍的作用,即名方安宫牛黄丸(《温病条辨》),方中清热解毒药与芳香开窍药共用,既能开窍又能清热,相辅相成,正如《温病条辨》中所说的,"使邪火随诸香一齐俱散也",现在多使用安宫牛黄丸的中成药。除了以上的凉开之剂,在苏合香丸(《和剂局方》)中,它可与苏合香、檀香、安息香等众多辛温香散之品配伍使用,达到温通开窍、行气止痛的功效。所以麝香不论寒闭还是热闭都能有大用处,或者是适量研末调敷或入膏药中敷贴外用,外用膏药多痈疽肿痛,常与冰片、三七等消肿散瘀的药物同用,制成膏剂外敷使用效果也非常好,《本草正义》更是称其能"除一切恶疮痔漏肿痛"。此外,辛香药物本身具有发散特性,不适宜高温处理,所以切记麝香不宜入汤、煎剂,否则其功效会大打折扣。

那么是不是只要见到中风就盲目使用开窍的麝香呢? 当然不是,麝香只针对闭症,而脱症本就正气散脱,如还用麝香之类的药物,则辛散更甚,正气愈亏,反而使症状加重,这时应当回阳救逆,益气固脱。

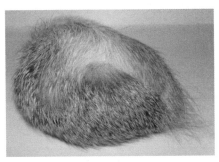

(周红)

《吴中苦雨因书一百韵寄鲁望(节选)》

唐·皮日休

呼童具盘餐,摄衣换鸡鹜。

或蒸一升麻,或煤两把菊。

　　皮日休(838—883年),字袭美,号逸少,晚唐诗人、文学家。其作品多能体现同情百姓疾苦的情感,此诗就描写了平民百姓的日常生活,此处诗人说"蒸一升麻",其中一升麻指的可能并不是我们此次要说的中药升麻,可能是乡野间可见的麻菜,蒸一升的量食用,但是并不影响我们继续去了解升麻的相关知识,升麻是种怎样的药材呢?下面我们来看看吧!

　　升麻,又称龙眼根、周麻、窟窿牙根,为毛茛科植物升麻、兴安升麻或大三叶升麻的干燥根状茎。秋季采挖,除去泥沙,晒至须根干时,燎去或除去须根,晒干。本品为不规则的长形块状,多分枝,呈结节状,表面黑褐色或棕褐色,须根多而细,上面有数个圆形空洞的茎基痕,洞内壁显网状沟纹;下面凹凸不平,具须根痕。体轻,质坚硬,不易折断,断面不平坦,有裂痕,纤维性,黄绿色或淡黄白色。气微,味微苦而涩。多产于辽宁、吉林、黑龙江等地。它在早春发嫩芽时可以采摘茎和叶子作为野菜凉拌或者做成菜品食用,洗净后可用沸水焯,经制作后沾肉酱后盐水食用,味道清爽略带有些苦味,有解毒利咽的功效,其根茎在去须、洗净、润透、切厚片、晒干后就是我们常见的中药升麻了。

　　中药升麻,须煎服,需用作发表透疹、清热解毒药物时宜生用,防止其升发之性受到高温破坏,在升阳举陷时则可以炙用,用量:3~10 g。升麻味辛、微甘,性微寒,归肺、脾、胃、大肠经。功效为发表透疹、清热解毒、升举阳气。辛味发散，微寒能清热，故适合用于外感发热导致的麻疹不透，如齿痛、口疮、咽喉肿痛、阳毒发斑等。辛味除了发散也可透疹，疹出不畅者，可与葛根、白芍、炙甘草配伍使用发挥辛凉解肌、解毒透疹的功效。辛凉与酸甘合用，既能升散又可敛阴，成透解之良方。同时它也是升阳举陷要药，善清阳明热毒，辛甘为阳，上浮入脾经，如《本草纲目》记载："升麻引阳明清气上行，柴胡引少阳清气上行。此乃禀赋素弱、元气虚馁及劳役饥饱生冷内伤，脾胃引经最要药也。"这时就不得不说《脾胃论》所载经典方剂补中益气汤了，这是甘温除热的代表方，方中升麻、柴胡同用引气上升，升阳举陷；黄芪补气固表，也有升阳举陷之用；黄芪、人参、炙甘草为除湿热烦热之圣药，均能补益脾气；白术健脾益气；当归养血，协人参、黄芪补气血；陈皮则功在理气，使补而不滞，八味药补气和升提共用，气虚能补，气陷则提，最终能使元气充，清阳升。此外，清阳明热毒时，升麻可与黄芩、黄连、板蓝根等清热药物同用，普济消毒饮（《东垣试效方》）依据其性微寒可有清热解毒的功效，共达清解热毒之效。

　　什么症状是不适宜使用的呢？《得配本草》提出："伤寒初病太阳，痘疹见标，下元不足，阳虚火炎，四者禁用。"升麻药性微寒，那么脾胃虚寒者要谨慎使用，以免导致脾胃更寒，症状反而加重，本品宜用于表热，阴虚火旺时阴虚阳浮，如果再用升浮药物则反而加重，此外，麻疹已透再投升麻，不但不能起到作用，反而还耗伤人体元气，可以说是得不偿失了。

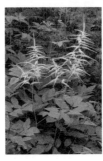
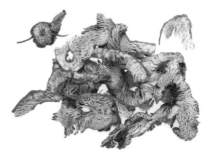

（周红）

《丁未春五首》

宋·刘克庄

道是生姜树上生,不应一世也随声。

暮年受用尧夫语,莫与张程几个争。

刘克庄(1187—1269 年),初名灼,字潜夫,号后村,南宋豪放派词人,江湖诗派诗人。本诗属于七言绝句,诗中所提到的"道是生姜树上生"可不是指生姜长在树上,而是代指性格执拗。生姜是什么样子相信大家都已经熟悉得不能再熟悉了,它是姜科、姜属的多年生草本植物,姜的新鲜根茎,除了根茎,其栓皮、叶均可入药。作为一味调味的食物,它可谓是中国厨房里不可缺少的一个重要部分,同时,它作为一味发散风寒的中药也发挥了重要作用。

生姜作为药材,首载于《名医别录》,用量:3 ~ 10 g。生姜味辛,性微温,归肺、脾、胃经。基本功效为解表散寒、温中止呕、温肺止咳、解毒。主治风寒感冒、脾胃寒证、胃寒呕吐、肺寒咳嗽、解鱼蟹毒。《本草备要》记载生姜"辛温。行阳分而祛寒发表,宣肺气而解郁调中,畅胃口而开痰下食。治伤寒头痛、伤风鼻塞(辛能入肺,通气散寒)、咳逆呕哕(有声有物为呕,有声无物为哕,有物无声为吐)。其证或因寒、因热、因食、因痰,气逆上冲而然。生姜能散逆气,呕家圣药。"在治疗风寒表证上,它与桂枝、芍药、大枣、炙甘草共同组成桂枝汤,起到解肌发表,调和营卫的作用,生姜助桂枝解表,生姜大枣配伍可以补脾和胃,化气生津,益营助卫,方中辛甘和酸甘配伍,营卫均能调,是外感风寒表虚症的基础方。在治疗脾胃寒症、多种呕吐上,可与半夏配伍,组成小半夏汤(《金匮要略》),善治痰饮呕吐。或者与橘皮、竹茹、甘草、人参、大枣同用,共成橘皮竹茹汤(《金匮要略》),橘皮、竹茹二药共行降逆止呃,清热和胃的功效,生姜功在和胃止呕,还可助君药降逆,方中甘寒和辛温配伍,清而不寒。此外在旋覆代赭汤中,生姜达到了一能散寒止呕,二能祛痰化浊,三能制约代赭石之沉寒的功效,与旋覆花、代赭石、人参、甘草、大枣共治胃虚痰阻气逆证。生姜片敷在内关穴也可用作止呕,针灸中有一种灸法叫隔姜灸,即将鲜姜切片,中间刺以数孔,后将姜片置于应灸部位,再将艾炷放在姜片之上点燃,此法可用于因寒所致呕吐、腹泻、泄泻、风寒湿痹等症状。此外,生姜根茎切下的外表皮具有行水消肿的功效,生姜捣汁入药后其性能、功用与生姜相似,但侧重点不同,生姜汁更偏向于化痰止呕。当生姜经过晒干或低温干燥后,就会摇身一变,成了另外一种中药干姜。干姜的功效与生姜不同,虽然它们均可温中、温肺,但干姜擅散里寒,回阳救逆,化饮,而生姜则擅散表寒,止咳止呕,解毒,在使用时要注意不要将二者弄混。当然两者同时使用的方剂也不少,如实脾散、回阳救逆汤、厚朴温中汤、五积散等,生姜在其中都发挥了不同的作用。

本品容易助火伤阴,故阴虚内热、表虚有热、里有实热、疮疡热毒或者时阴虚内热者均忌服。辛味易耗气动血,孕妇也须谨慎使用。

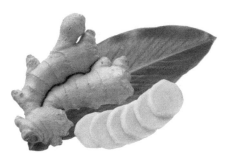

(周红)

《石菖蒲》

宋·曾几

窗明几净室空虚，尽道幽人一事无。

莫道幽人无一事，汲泉承露养菖蒲。

曾几（1084—1166年），字吉甫、志甫，自号茶山居士，谥号文清。南宋诗人。其诗作清淡闲雅，对仗自然，诗中一句"汲泉承露养菖蒲"提示了石菖蒲喜潮湿环境、生命力顽强的生长特性，而石菖蒲作为一味开窍药，在中医治疗闭症神昏中起到了重要的作用。

石菖蒲，又称九节菖蒲、山菖蒲、药菖蒲、金钱蒲等，属天南星科、菖蒲属禾草状多年生草本植物，其根茎具气味。我们所说的中药石菖蒲指的就是它的根茎，多产于四川、浙江、江苏等地，用量：5~10 g，鲜品加倍，外用适量。那我们平时提到的菖蒲是不是就是石菖蒲呢？其实它们之间是有品种区别的，在端午节时用到的菖蒲其实是水菖蒲，与石菖蒲同属菖蒲大类，但外形和作用却大不相同，石菖蒲和水菖蒲外形的差别主要在于石菖蒲较为矮，而水菖蒲十分高挺。石菖蒲味辛、苦，性温，归心、胃经，主要功效为开窍豁痰、醒神益智、化湿开胃，用于脘痞不饥、噤口下痢、神昏癫痫、健忘耳聋。《本草新编》评价其"凡心窍之闭，非石菖蒲不能开"。而水菖蒲功效为化痰开窍，除湿健胃，杀虫止痒，主治痰厥昏迷，中风、癫痫，惊悸健忘，耳鸣耳聋，食积腹痛，痢疾泄泻，风湿疼痛，湿疹、疥疮。两者都可以开窍化痰，祛湿开胃，功效中石菖蒲更擅长通窍，水菖蒲则功在祛湿，两种药材在使用时要分辨清楚。

石菖蒲辛香走窜，苦燥温通，善治闭症神昏，尤其是痰蒙神窍所致神昏，与茯苓、人参、甘草、橘红、胆南星、半夏、竹茹、枳实共用,其中人参、茯苓、甘草共达补益心脾之功效,陈皮、胆南星、半夏共奏燥湿化痰功效,竹茹清热开郁,枳实破痰利膈,与石菖蒲开窍作用共用,使痰消火降,组成功能豁痰开窍之涤痰汤(《奇效良方》)。其味苦能燥湿,可用于湿阻中焦证,如在连朴饮(《霍乱论》)中,石菖蒲化湿健脾,芦根清热除烦止呕、利小便,黄连清热燥湿,厚朴行气化湿,半夏燥湿化痰、降逆止呕,栀子清新降火,淡豆豉清热开郁,诸药同用,起到了清热化湿,理气和中的作用,擅长治疗湿热霍乱。本品尚能宁心安神,可用于心神不宁的症状,《神农本草经》提出"久服轻身,不忘,不迷惑,延年",这正好与它具有抗脑损伤,改善学习记忆的作用的现代研究相符。名方安神定志丸(《医学心悟》)中石菖蒲与茯苓、茯神、人参、远志、龙齿共用,方中的茯苓、茯神、远志均有安神功效,人参既能补元气又可以安神,石菖蒲、龙齿功在镇惊安神,诸药合用起到安神定志、益气镇惊的作用。

　　需要注意的是,身为开窍药,石菖蒲跟其他的开窍药一样,见大汗欲脱、手撒尿遗、脉微欲绝之脱证,便再不可继续使用开窍药了,开窍药多为救急之品易损伤人体正气,使用时注意要中病即止。此外,辛散之性会耗气伤阴,阴虚阳亢者也应当慎用。

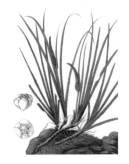
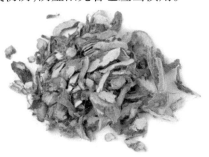

(周红)

《石膏枕》

唐·薛逢

表里通明不假雕,冷于春雪白于瑶。

朝来送在凉床上,只怕风吹日炙销。

薛逢,字陶臣,唐代诗人。本诗说道石膏枕内外通透,颜色雪白,放在凉床上还怕它在风吹日晒中化了,石膏真的会融化吗?其实石膏枕是由天然石膏矿石经过雕刻后做成的枕头,诗里形容石膏枕比雪冷又比玉白,晶莹剔透的质地,是由石膏自身的特性决定的,这里夸张地形容了石膏枕的外形,表达了诗人对石膏枕的喜爱,其实我们最常提到的石膏与它的原料并没有很大的差别。

石膏,是硫酸盐类矿物石膏族石膏,主要含有含水硫酸钙,主产于湖北、安徽、山东,以湖北应城产者最佳,全年能采。它不仅是用途广泛的工业材料和建筑材料,还是一味重要的清热泻火药。石膏味甘、辛,性大寒,归肺、胃经。基本功效分为两部分,生用时,功效为清热泻火、除烦止渴,多内服,用量:15～60 g,宜先煎入药;石膏煅用功效为收湿、生肌、敛疮、止血,适量外用,研末外撒患处。《医学衷中参西录》评价石膏:"石膏,凉而能散,有透表解肌之力。外感有实热者,放胆用之,直胜金丹。"在临床运用上,生石膏多用在气分实热中,常与知母、炙甘草、粳米同用,组成白虎汤(《伤寒论》),方中石膏甘寒,善清阳明气分热,配以知母助石膏清热,尤能滋阴润燥,而粳米、炙甘草共用能益胃生津,见"四大"即身大热、汗大出、口大渴、脉洪大四个标志性的症状后可使用,切记在见表证未解,无汗不渴,脉浮细、沉、洪而不胜按,血虚发热,真寒假热的阴盛格阳等症不可妄投白虎汤。因本品归肺经,故又可清肺热,麻黄杏仁甘草石膏汤(《伤寒论》)中麻黄解表又宣肺、杏仁平喘、炙甘草益气和中、石膏清肺胃热,诸药合用共奏辛凉解表、清肺平喘的功效。石膏又属胃经,能与黄芩、黄连、生地、丹皮、升麻共用起到清胃热的作用,以上是在《外科正宗》中所记载的清胃散,还有一个《医宗金鉴》中的清胃散,是由生地黄、牡丹皮、黄连、当归、升麻与煅石膏同用,两者都能清泻胃火,前者用生石膏,后者用煅石膏,且后者主要用于治小儿热蓄于胃,两方略有差别。煅石膏在九一丹(《医宗金鉴》)中与升丹同用,可撒于患处,善治疮毒溃破,脓出不畅等,其单用也可治疗外伤出血、烫伤,直接研末外撒即可。另外,在骨折后所用的石膏绷带,是由纱布绷带加上熟石膏粉制成的,它在沾水后可短时间定型,是医院骨科骨折固定常用到的产品,可以固定骨折处。

作为治疗里热症的药物,使用时要注意辨清热症是虚还是实,非实热证不可以使用,特别是阴盛格阳或真寒假热症需要仔细甄别。此外寒凉伤阳,甘寒助湿,脾胃阳气亏虚者慎用石膏,以免伤及阳气而致脾胃功能失常。《药性论》提示石膏"恶巴豆,畏铁",相恶意为两药同用,一个药物能降低另一个药物的药效,而相畏指一种药物的毒性或副作用能被另一种药物消除,属良性的作用,故最好不与巴豆同用。

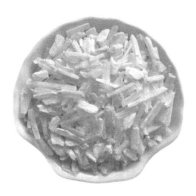

（周红）

《石斛》

宋·洪咨夔

蚱蜢髀多节,蜜蜂脾有香。

藓痕分螺砢,兰颖聚琳琅。

药谱知曾有,诗题得未尝。

瓦盆风弄晚,彼拂一襟凉。

　　洪咨夔(1176—1236 年),南宋诗人,字舜俞,号平斋。此诗比喻石斛外形如蚱蜢的腿是多节的,其气味像蜂蜜巢脾一样香,后两句也是描述石斛的外形,但可惜的是,这时的诗人虽能在药谱中读到石斛,却很少真实见过,很难知道诗中石斛到底属哪种,石斛有可供观赏的石斛和可以入药的石斛,无论哪种,它的品种都非常多,而我们要说的石斛现多指兰科植物金钗石斛、鼓槌石斛或流苏石斛的栽培品及其同属植物近似种的新鲜或干燥茎。它产于广西、云南、贵州等地,全年均可采收,是具有延年益寿的佳品,拥有"九大仙草之首"和"草中黄金"之盛名,同时因其花形赏心悦目,在园艺和家庭花卉中都可见石斛的身影,其又被称为"四大观赏洋花"之一。

　　石斛味甘,性微寒,归胃、肾经。功效为益胃生津、滋阴清热。用于热病津伤、口干烦渴、胃阴不足、食少干呕、病后虚热不退、阴虚火旺、骨蒸劳热、目暗不明、筋骨痿软。煎服,用量:6～10 g,鲜用为佳,15～30 g,《神农本草经》评价石斛:"主伤中,除痹,下气,补五脏虚劳羸弱,强阴,久服厚肠胃,轻身延年",其中提到了石斛善治脾胃功能受损,可滋阴,久服可增强脾胃功能的作用。健脾人参丸(《普济方》),石斛与钟乳粉、人参、大麦蘖、干生姜、陈橘皮同用,既可健脾和胃又能理气,善治脾胃久虚,饮食全减。另外,本品性甘寒,《本草纲目拾遗》又提到"清胃,除虚热,生津,已劳损",石斛与北沙参、白芍、川楝子、玉竹、炙甘草、麦冬同用,组成养胃滋阴,缓中止痛方剂,用于胃阴不足引起的各种症状。而鲜石斛也可泡茶饮用,《本草通玄》提到"石斛,甘可悦脾,咸能益肾,故多功于水土二脏。但气性宽缓,无捷奏之功,古人以此代茶,甚清膈上"。将石斛与麦冬、绿茶叶用开水泡服,能养阴清热,生津止渴。石斛滋阴降火功效又可作用于肾阴虚火旺症状,比如石斛夜光丸(《原机启微》)中,石斛与生熟地、菟丝子、枸杞子滋阴补养肝肾,人参、山药补脾,羚羊角、水牛角等清肝潜阳息风,菊花、决明子等疏散肝经风热,清肝明目,杏仁宣肺,川芎、枳壳行气,牛膝引血下行,此方药物繁多,主要以滋补肝肾为主,兼见收敛之药,清散合方,能使肝火内清,风热外散,善治由于肝肾亏虚、阴虚火旺、视物昏花、内障目暗等症。

但是石斛也并非适用于所有人,有一部分人是不能适应石斛功效的,像石斛之类的补阴药多甘寒滋腻,脾胃虚弱者多食易致腹泻;体质阳虚者身体本就阳虚阴盛,再用石斛滋阴,症状更加严重;痰湿内阻、便溏者服用则体内湿邪加重。故以上情况均慎用石斛,即使石斛可以用于泡茶饮,但一定要注意适量,不可多饮哦。

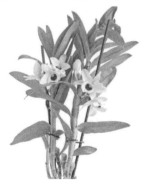
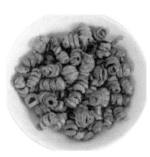

(周红)

《五十六字庸以告未知野夫者》

宋·程珌

宁须山泽论高平,但要曾餐石决明。

三世击钟敲石磬,十年学剑斩铜钉。

倘知狐祖天边去,肯向蛮奴脚底行。

更许野夫寻上着,十洲三岛一宫城。

程珌(1164—1242 年),宋代人,字怀古,号洺水遗民。其诗作情感饱满,用词浅显易懂,直抒胸臆。诗中的石决明是中药名,又称鳆鱼甲、九孔螺、九孔石决明、九孔贝等,为鲍科动物杂色鲍、皱纹盘鲍、羊鲍、澳洲鲍、耳鲍或白鲍等的贝壳。主产于广东、福建、山东等沿海地区。在夏秋两季捕捞后,去肉留壳,清洗干净,除去杂质后晒干。这种贝壳类的药物,质地坚硬,不易煎出有效成分,所以石决明在入药前先打碎。需要我们注意的是中药里有两个决明:石决明和草决明,虽然名字只有一字之差,但石决明是贝壳,草决明又称决明子,是决明的种子,前者味咸,性寒,归肝经;后者味甘、苦、咸,性微寒,归肝、大肠经。两者虽然都有清肝明目的功效,但石决明能平肝潜阳,决明子味苦能泄,还能润肠通便,在使用时要注意区分。

《医学衷中参西录》提到石决明:"为凉肝镇肝之要药。肝开窍于目,是以其性善明目,研细水飞作敷药,能除目外障,作丸散内服,熊消目内障(消内障丸散优于汤剂)。为其能凉肝,兼能镇肝,故善治脑中充血作疼作眩晕,因此证多系肝气肝火挟血上冲也。"石决明既能治疗肝阳上亢证,也能治疗目赤翳障,视物昏花的症状。本品咸寒入肝经,在天麻钩藤饮(《杂病证治新义》)中天麻、钩藤共用能平肝息风,川牛膝能活血、引血下行,益母草活血利水,与牛膝配伍以平降肝阳,栀子、黄芩清肝降火,杜仲、桑寄生补益肝肾,夜交藤、朱茯神宁心安神,再加上石决明功在平肝潜阳,诸药合用,既能平肝息风又能补益肝肾,清热活血。在石决明散(《圣济总录》)中,石决明的清肝明目功效与井泉石清热疗眼疾,石膏与黄连清热泻火,菊花既能清热又能平肝明目,甘草能清热兼能调和诸药的作用,几位药共用,擅长治疗肝火亢盛,目赤涩痛。石决明除了能生用,还可煅用,有收敛、制酸、止血的功效。需平肝清肝时多生用,用量:6～20 g,或也可入丸、散,煅用可治疗疮疡不溃、胃痛泛酸、外伤出血等症状。当然,无论是生用还是煅用都须先煎,将石决明内的有效成分煎出再下其他药物,而外用也还可以适量研末水飞点眼,可治疗目生翳障。

此外,石决明咸寒,咸味泻下通便,故脾胃虚寒,食少便溏者均应慎用,其属于贝壳类药物,服用有碍消化,临床在使用时可以多配伍消食健脾之类的药物使用,以免损伤脾胃功能。在《本草求原》中提到石决明反云母,另外在《本草经疏》说到石决明畏旋覆花,由此可见以上几种药物不可一同使用,在《本草撮要》中还提到其"多服令人寒中",所以要注意药材的用量,以防伤身!

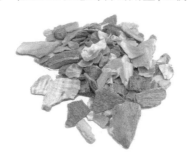

（周红）

《石楠》

唐·司空图

客处偷闲未是闲,石楠虽好懒频攀。

如何风叶西归路,吹断寒云见故山。

司空图(837—907 年),字表圣,自号知非子,又号耐辱居士,晚唐诗人、诗论家。他的诗作常描绘于山水田园中的闲情雅致,此诗中的石楠相信大家都不陌生了,作为一种非常常见的植物,石楠树不仅容易种植,生命力顽强,成活率高,且价格便宜,一年四季常青,观赏性强。它不仅可以驱蚊还能净化空气,再加上十分好打理,现在许多大学会选择种植石楠,石楠花开放时一朵朵小白花紧簇,很是好看,但它盛开时散发的气味独特,应该可以说绝对算不上好闻,导致人们常常走在路边会"未见其花,先闻其味",不过即使这个气味难以接受,但它并不会对人体有伤害。石楠除了作为观赏植物,它的木材、种子可作为原料制作工业、生活材料,而石楠的叶子本身也是一种中药——石楠叶。

石楠叶,又称千年红、笔树、石眼树、扇骨木等,石楠以前被称作"石南",早在汉末成书的《名医别录》中就有记载,它是蔷薇科植物石楠的叶子。石楠干燥叶呈长椭圆形,先端尖或突尖,基部近圆形或楔形,边缘具细密的锯齿,齿端棕色,但在幼时及萌芽枝上的叶缘具芒状锯齿,叶较厚,革质而脆。多分布于我国东部、中部、南部和西南部各省区,其四季常青,全年皆可采收,采收后晒干即可。

石楠叶味辛、苦,性平,有小毒,归肝、肾经,既可内服也可外用,内服 6 ~ 12 g 煎汤,或适量入丸散剂,外用常研末撒或吹鼻。基本功效为祛风补肾。用于风湿筋骨痛、阳痿遗精,属于祛风湿药物。《神农本草经》说到石楠叶:"主养肾气、内伤阴衰,利筋骨皮毛。"《证治准绳·疡医》卷二记载的骨碎补丸中骨碎补、补骨脂、熟地黄、川当归、续断、黄芪、石斛、牛膝、杜仲、萆薢、附子、白芍药、川芎、菟丝子、沙参、羌活、防风、独活、天麻与石楠叶同用,滋补肝肾与祛风除湿的药物共用,善治久漏疮,败坏肌肉,侵损骨髓所致的痿痹。石楠叶的经验方很多,如因其祛风湿作用较强,可与白芍、川芎、白芷等药物共同治疗头痛;也可与桑寄生、杜仲、鹿茸等同用治疗风湿日久兼见肾虚。《医林纂要》评论其"润肾补肝,壮命门火",它可与杜仲、补骨脂、菟丝子、鹿茸等合用起到补肾助阳的作用。其单品外用时,研末吹鼻可治疗咳嗽,或者适量研末酒煎,去渣,温服,可治疗皮肤瘙痒。

石楠叶阴虚火旺者忌用,这时身体本就阴难以敛阳,再服能够助肝肾阳气的石楠叶,则火更旺阴更虚。《药性论》提到石楠叶"恶小蓟",两者合用会降低疗效,应尽量避免两者同用。此外石楠叶是有小毒的,服用时要注意用量,不可多用,以免引起毒副作用。

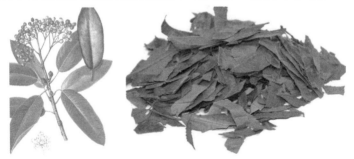

（周红）

《药名诗奉送杨十三子问省亲清江》

宋·黄庭坚

杨侯济北使君子，幕府从容理文史。

府中无事吏早休，陟厘秋兔写银勾。

驼峰桂蠹樽酒绿，樗蒲黄昏唤烧烛。

天南星移醉不归，爱君清如寒水玉。

葳蕤韭荠煮饼香，别莸君当归故乡。

诸公为子空青眼，天门东边虚荐章。

为言同列当推毂，岂有妒妇反专房。

射工含沙幸人过，水章独摇能腐肠。

山风轰轰虎须怒，千金之子戒垂堂。

寿亲频如木丹色，胡麻炊饭玉为浆。

婆娑石上舞林影，付与一世专雌黄。

寂寥吾意立奴会，可忍冬花不尽觞。

春阴满地肤生粟，琵琶催醉喧啄木。

艳歌惊落梁上尘，桃叶桃根断肠曲。

高帆驾天冲水花，湾头东风转柁牙。

飞廉吹尽别时雨，江愁新月夜明沙。

本诗全文采用拟人手法，生动形象地把中药名带入情境中。那么，全诗首提的中药使君子是什么呢？

使君子为使君子科植物使君子的干燥成熟果实。秋季果皮变紫黑色时采收，除去杂质，干燥。本品呈椭圆形或卵圆形，具5条纵棱，偶有4~9棱，长2.5~4 cm，直径约 2 cm。表面黑褐色至紫黑色，平滑，微具光泽。顶端狭尖，基部钝圆，有明显圆形的果梗痕。质坚硬,横切面多呈五角星形,棱角处壳较厚,中间呈类圆形空腔。种子长椭圆形或纺锤形,长约 2 cm,直径约 1 cm;表面棕褐色或黑褐色,有多数纵皱纹;种皮薄,易剥离;子叶 2,黄白色,有油性,断面有裂纹。气微香,味微甜。

使君子味甘,性温,归脾、胃经。功效为杀虫消积。用于蛔虫、蛲虫病、虫积腹痛、小儿疳积。用法用量:①1 ~ 12 g,捣碎入煎剂;②使君子仁6 ~ 9 g,炒香嚼服,小儿每岁每日 1 ~ 1.5 粒,总量子超20 粒。空腹服用,每日 1 次,连服 3 日。使君子贮藏需置通风干燥处,防霉,防蛀。大量服用能引起呃逆、眩晕、精神不振、恶心,甚至呕吐、腹泻等反应。与茶同服也能引起呃逆、腹泻,故服用时忌饮浓茶。

使君子在药理方面有驱虫作用,使君子粉剂对自然感染的鼠蛲虫病有一定的驱蛲作用。与百部粉剂合用,效力较单用时好,且对幼虫亦稍有作用。水浸剂(1 :3)在试管中对某些皮肤真菌有某些抑制作用。在临床运用方面,常用于治疗蛔虫病、蛲虫病、肠道滴虫病。

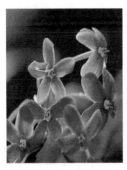 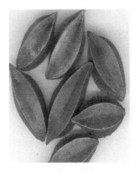

(周红)

《白发三首 其二》

明·陈子升

我闻夜交藤,能使人首乌。

我发从渠白,但愿一愁无。

此藤不足宝,不若树萱草。

本诗全文采用白描手法,生动形象地描写了首乌藤能安神、使愁无的特点。那么,首乌藤是什么呢?

首乌藤又名夜交藤,为蓼科植物何首乌的干燥藤茎。秋、冬二季采割,除去残叶,捆成把,干燥。何首乌呈长圆柱形,稍扭曲,具分枝,长短不一,直径 4~7 mm。表面紫红色至紫褐色,粗糙,具扭曲的纵皱纹,节部略膨大,有侧枝痕,外皮菲薄,可剥离。质脆,易折断,断面皮部紫红色,木部黄白色或淡棕色,导管孔明显,髓部疏松,类白色。无臭,味微苦涩。

何首乌味甘,性平,归心、肝经。功效为养血安神、祛风通络。用于失眠多梦、血虚身痛、风湿痹痛,外治皮肤瘙痒。用法用量:9~15 g;外用适量,煎水洗患处。何首乌需置干燥处贮藏。

在药理研究中,何首乌有镇静催眠作用,与戊巴比妥钠合用有明显的协同作用。首乌藤醇提取物能抑制实验性大鼠高脂血症,对实验性动脉粥样硬化有一定防治作用,并能促进免疫功能。据报道,用单味首乌藤治疗疥疮 49 例,除 3 例在用首乌藤外洗期间配合硫黄软膏、疥癣灵治愈,2 例未坚持用药外,其余 44 例全部治愈。

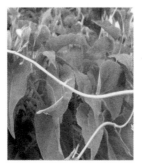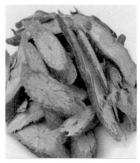

（周红）

《水蛭》

宋·白玉蟾

尾宅才蜗大,身躯与蚓般。

楚王吞不得,敕赐鹭鸶餐。

本诗全文采用白描手法,生动形象地描写了水蛭的外形特点。那么,水蛭是什么呢?

水蛭,别名蚂蟥、马鳖、肉钻子,为水蛭科动物蚂蟥、水蛭或柳叶蚂蟥的干燥全体。夏、秋二季捕捉,用沸水烫死,晒干或低温干燥。本品呈扁平纺锤形,有多数环节,长 4~10 cm,宽 0.5~2 cm。背部黑褐色或黑棕色,稍隆起,用水浸后,可见黑色斑点排成 5 条纵纹。腹面平坦,棕黄色。两侧棕黄色,前端略尖,后端钝圆,两端各具 1 个吸盘,前吸盘不显著,后吸盘较大。质脆,易折断,断面胶质状。气微腥。

水蛭味咸、苦,性平,有小毒,归肝经。功效为破血、逐瘀、通经。用于症瘕痞块、血瘀经闭、跌扑损伤。用法:研末冲服,每次 0.3~0.5 g。用量:1.5~3 g。注意孕妇及无瘀血者禁用。

水蛭需置干燥处贮藏,防蛀。水蛭的炮制需洗净,切段,干燥。烫水蛭的炮制需取净水蛭段,照烫法指药物与热砂同炒的一种炮制方法,称为砂烫,也叫烫法;用滑石粉烫至微鼓起。

在药理方面,水蛭有抗凝血和抗栓、降低血脂的作用。在临床中常用于治疗急性结膜炎、角膜瘢翳。

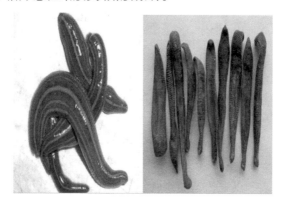

（彭丽桥）

《河中之水歌》

南北朝·萧衍

河中之水向东流,洛阳女儿名莫愁。

莫愁十三能织绮,十四采桑南陌头。

十五嫁为卢家妇,十六生儿字阿侯。

卢家兰室桂为梁,中有郁金苏合香。

头上金钗十二行,足下丝履五文章。

珊瑚挂镜烂生光,平头奴子擎履箱。

人生富贵何所望,恨不嫁与东家王。

　　本诗全文采用叙述手法,生动形象地描写了莫愁所嫁的家中摆设苏合香。那么,苏合香是什么呢?

　　苏合香,又名苏合油、流动苏合香,为金缕梅科枫香属植物苏合香树的树干渗出的香树脂,经加工精制而成。本品为半流动性的浓稠液体。棕黄色或暗棕色,半透明。质黏稠。气芳香。本品在90%乙醇、二硫化碳、氯仿或冰醋酸中溶解,在乙醚中微溶。

　　苏合香味辛,性温,归心、脾经。功效为开窍、辟秽、止痛。用于中风痰厥、猝然昏倒、胸腹冷痛、惊痫。用法用量:0.3~1 g,宜入丸散服。应密闭,置阴凉干燥处。

在药理方面,有抗血小板聚集,减慢心率、降低心肌耗氧量,抑菌、抗炎的作用。

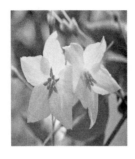 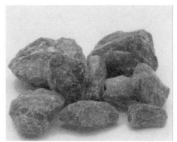

（彭丽桥）

《谢履道天麻》

宋·沈辽

仙客饵赤箭，其根乃天麻。延年不复老，飞身混烟霞。
文升蚤得道，山下多灵芽。世士所购求，金玉如泥沙。
吾昔负羸疾，衰龄畏风邪。筋骨困连卷，跳偏竟何嗟。
履道知我欲，囊封寄山家。呼奴为煮食，惜已鬓毛华。

　　本诗全文采用白描手法，生动形象地描写了仙客用来做诱饵的红色箭用的是天麻根。那么，天麻是什么呢？

　　天麻，又名赤箭、木浦、明天麻、定风草根、白龙皮，为兰科植物天麻的干燥块茎。春季4—5月采挖为"春麻"；立冬前9—10月采挖的为"冬麻"，质量较好。挖起后趁鲜洗去泥土，用清水或白矾水略泡，刮去外皮，水煮或蒸透心，切片，摊开晾干。本品呈椭圆形或长条形，略扁，皱缩而稍弯曲。表面黄白色至淡黄棕色，有纵皱纹及由潜伏芽排列而成的横环纹多轮，有时可见棕褐色菌索。顶端有红棕色至深棕色鹦嘴状的芽或残留茎基，另端有圆脐形疤痕。质坚硬，不易折断，断面较平坦，黄白色至淡棕色，角质样。气微，味甘。

　　天麻味甘，性平，归肝经。具有息风止痉、平抑肝阳、祛风通络的功效。主治肝风内动、惊痫抽搐、眩晕、头痛、肢体麻木、手足不遂、风湿痹痛等。用法用量：煎服，3～9 g；研末冲服，每次1～1.5 g。需置通风干燥处贮藏，防蛀。

　　在现代药理研究中，天麻水剂、醇提取物及不同制剂，均能使小鼠自发性活动明显减少，且能延长巴比妥钠、环己烯巴比妥钠引起的小鼠睡眠时间，可抑制或缩短实验性癫痫的发作时间。天麻还有降低外周血管、脑血管和冠状血管阻力,并有降压、减慢心率及镇痛抗炎作用,天麻多糖有免疫活性。

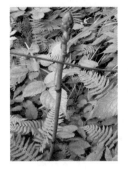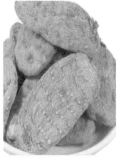

（彭丽桥）

《庚辰岁正月十二日，天门冬酒熟，予自漉之，且漉且尝，遂以大醉，二首 其二》

宋·苏轼

载酒无人过子云，年来家酝有奇芬。

醉乡杳杳谁同梦，睡息齁齁得自闻。

口业向诗犹小小，眼花因酒尚纷纷。

点灯更试淮南语，泛溢东风有縠纹。

该诗的写作背景是苏轼被贬居海南，出于对酿酒的浓厚兴趣和执着爱好，一生曾到处搜寻民间酿酒之法和求索酿制的配方，并经自己钻研、亲自实践，对酿造过程中出现的种种情况都有具体详尽的记述，但由于对酒的保存不当导致不少人喝了拉肚子，不善饮酒的东坡却喜欢造酒。深识酒中之妙，故大都要赋词咏诗以记之。该诗主要描写了天门冬酒，好一份饮酒作诗、怡然自得的田园生活。身旁有友人做伴，桌上有美酒供饮，屋外飘着毛毛细雨，真是一片祥和安宁，岁月静好。

天门冬又名三百棒、丝冬。在农村常常称它为老虎尾巴根。属百合目天门冬科植物，是多年生草本植物。根在中部或近末端呈纺锤状膨大。茎平滑，常弯曲。叶枝状通常每 3 枚成簇，扁平或由于中脉龙骨状而略呈锐三棱形，稍镰刀状，花朵呈淡绿色，浆果成熟时为红色。花期 5—6 月，果期 8—10 月。

天门冬不仅可以食用、泡酒，其根部也是我国传统的中药材之一。最早出典于《神农本草经》。我国天门冬主要分布在中部、西北、长江流域及南方各地，但以贵州产量最大，所以有川天门冬之称。多生长于山野林缘阴湿地、丘陵地灌木丛中或山坡草丛。其主要采挖季节为秋冬两季,但以冬季采者质量较好。挖出后洗净泥土,除去须根,按大小分开,入沸水中煮或蒸至外皮易剥落时为度。捞出浸入清水中,趁热除去外皮,洗净,微火烘干或用硫黄熏后再烘干。保持干燥保存。

天门冬的块根是常用的中药,味甘、苦,性寒,归肺、肾经。主要功效为滋阴、润燥、清肺、降火。治阴虚发热、咳嗽吐血、肺痿、肺痛、咽喉肿痛、消渴、便秘。我国现代医学常用于治疗乳房肿瘤和人工流产前12 h扩张宫颈,具有良好的抗菌作用。

人参、天门冬(去心)、熟干地黄各等分。为细末,炼蜜为丸如樱桃大,含化服之。用于治疗咳嗽。天冬、麦冬、板蓝根、桔梗、山豆根各三钱,甘草二钱,水煎服。用于治疗扁桃体炎、咽喉肿痛。天门冬八两,麦门冬、当归、麻子仁、生地黄各四两。熬膏,炼蜜收。每早晚白汤调服十茶匙。治疗老人大肠燥结不通。当然,在我们平时的食疗中,也可以将天门冬二两炖肉服,有助于产妇催乳。

《本草衍义》记载:"天门冬,治肺热之功为多,其味苦,但专泄而不专收,寒多人禁服。"天门冬不适用于脾胃虚寒泄泻及外感风寒咳嗽者,并且每日正常用量宜6～12 g。

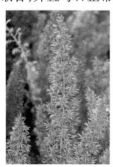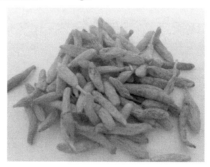

（彭丽桥）

《酬马大夫以愚献通草茇葜酒，感通拔二字，因而寄别之作》

唐·刘禹锡

泥沙难振拔，谁复问穷通。

莫讶提壶赠，家传枕曲风。

成谣独酌后，深意片言中。

不进终无己，应须荀令公。

本诗全文采用朴实的叙述手法，叙述了通草名字的寓意即通拔。那么，通草是什么呢？

通草，又名通花根、大通草、白通草、方通、泡通，为五加科植物通脱木的干燥茎髓。秋季割取茎，截成段，趁鲜取出髓部，理直，晒干。通草呈圆柱形，长 20～40 cm，直径 1～2.5 cm。表面白色或淡黄色，有浅纵沟纹。体轻，质松软，稍有弹性，易折断，断面平坦，显银白色光泽，中部有直径0.3～1.5 cm 的空心或半透明的薄膜，纵剖面呈梯状排列，实心者少见。无臭，无味。通草的炮制需除去杂质，切厚片。

通草味甘、淡，性微寒，归肺、胃经。功效为清热利尿、通气下乳。用于湿温尿赤、淋病涩痛、水肿尿少、乳汁不下。用量：3～5 g。需注意孕妇慎用。通草需置干燥处贮藏。

通草适合气阴两虚、中寒、内无湿热的人群。

通草用法指导：水湿内停，小便不利，水肿者，可与茯苓皮、泽泻白术等配伍，以增渗湿利水之效；产后气血不足、乳少、乳汁不通者，可与猪蹄、穿山甲、川芎、当归等配伍，以增补虚下乳之功；用于湿热内蕴、小便短赤或淋沥涩痛之症，但气味俱薄，作用缓弱，可配木通、滑石等同用；用于治湿温病症，可配伍薏苡仁、蔻仁、竹叶等同用;用于乳汁稀少,可与猪蹄、穿山甲、川芎、甘草等煎汤服。

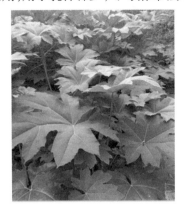 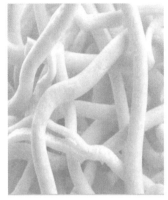

（彭丽桥）

《古意》

唐·李白

君为女萝草,妾作菟丝花。

轻条不自引,为逐春风斜。

百丈托远松,缠绵成一家。

谁言会面易,各在青山崖。

女萝发馨香,菟丝断人肠。

枝枝相纠结,叶叶竞飘扬。

生子不知根,因谁共芬芳。

中巢双翡翠,上宿紫鸳鸯。

若识二草心,海潮亦可量。

　　本诗全文采用拟人手法,生动形象地描写菟丝花长在青山崖,为逐春风斜,叶叶竞飘扬。那么,菟丝子是什么呢?

　　菟丝子,又名豆寄生、无根草、黄丝、黄丝藤、无娘藤、金黄丝子,为旋花科植物菟丝子的干燥成熟种子。秋季果实成熟时采收植株,晒干,打下种子,除去杂质。菟丝子呈类球形,直径 1～1.5 mm。表面灰棕色或黄棕色,具细密突起的小点,一端有微凹的线形种脐。质坚实,不易以指甲压碎。气微,味淡。

　　菟丝子味甘,性温,归肝、肾、脾经。功效为消风祛斑、滋补肝肾、固精缩尿、安胎、明目、止泻。用于阳痿遗精、尿有余沥、遗尿尿频、腰膝酸软、目昏耳鸣、肾虚胎漏、胎动不安、脾肾虚泻,外治白癜风。菟丝子用量:6～12 g,外用适量。菟丝子需置通风干燥处贮藏。菟丝子的炮制需除去杂质,洗净,晒干。而盐菟丝子需取净菟丝子,照盐水炙法炒至微鼓起,其表面棕黄色,裂开,略有香气。加沸水浸泡后,表面有黏性,煎煮后可露出黄色至棕褐色卷旋状的胚。

在现代动物实验研究中,发现菟丝子中的成分对小鼠"阳虚"模型有治疗作用,能增强非特异性抵抗力;能抑制肠运动,兴奋离体子宫;能延缓大鼠半乳糖性白内障的发展;能增强心脏收缩力,降低血压。

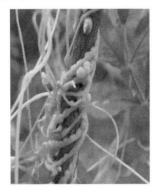 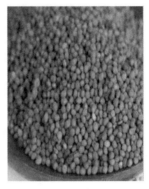

(彭丽桥)

《乌梅》

宋·李龙高

妇舌安能困董宣,曹郎那解汙张翰。

任君百计相薰炙,本性依然带点酸。

乌梅,又名酸梅、黄仔、合汉梅、干枝梅。乌梅为蔷薇科植物梅的干燥近成熟果实。夏季果实近成熟时采收,低温烘干后闷至色变黑。乌梅呈类环形或扁球形,直径 1.5～3 cm。表面乌黑色或棕黑色,皱缩不平,基部有圆形果梗痕。果核坚硬,椭圆形,棕黄色,表面有凹点;种子扁卵形,淡黄色。气微,味极酸。

乌梅味酸、涩,性平,归肝、脾、肺、大肠经。功效为敛肺止咳、涩肠止泻、生津止渴、安蛔止痛。用于肺虚久咳、久痢滑肠、虚热消渴、蛔厥呕吐腹痛、胆道蛔虫病。用量:6～12 g(大剂量可用30 g)。乌梅肉炮制方法:需取净乌梅,水润使其软或蒸软,去核。乌梅炭需取净乌梅,照炒炭法炒至皮肉鼓起,出现焦枯斑点为度,喷水焙干,取出放凉。

在临床应用中,乌梅治疗细菌性痢疾、钩虫病、牛皮癣有一定的作用。另外,乌梅对胆囊有收缩作用,能促进胆汁排泄,其复方可用于治疗胆道蛔虫病。

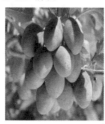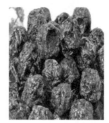

(彭丽桥)

《送人南游》

唐·施肩吾

见说南行偏不易,中途莫忘寄书频。

凌空瘴气堕飞鸟,解语山魈恼病人。

闽县绿娥能引客,泉州乌药好防身。

异花奇竹分明看,待汝归来画取真。

乌药又名天台乌、台乌、矮樟、香桂樟、铜钱柴、斑皮柴,为樟科植物乌药的干燥块根。全年均可采挖,除去细根,洗净,趁鲜切片,晒干,或直接晒干。乌药多呈纺锤状,略弯曲,有的中部收缩成连珠状,长 6~15 cm,直径 1~3 cm;表面黄棕色或黄褐色,有纵皱纹及稀疏的细根痕。质坚硬。切片厚 0.2~2 mm,切面黄白色或淡黄棕色,射线呈放射状,可见年轮环纹,中心颜色较深。气香,味微苦、辛,有清凉感。需注意质老、不呈纺锤状的直根,不可供药用。

乌药味辛,性温,归肺、脾、肾、膀胱经。功效为行气止痛、温肾散寒。用于胸腹胀痛、气逆喘急、膀胱虚冷、遗尿尿频、疝气、痛经。用量:6~10 g。乌药需置阴凉干燥处贮藏,防蛀。乌药的炮制需除去杂质,未切片者,除去细根,大小分开,浸透,切薄片,干燥。乌药虽好,但气虚、内热者忌服。

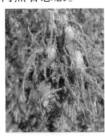 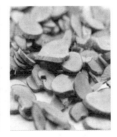

(彭丽桥)

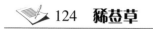

《一夕风雨花药都尽唯有豨莶一丛濯濯得意戏题》

宋·黄庭坚

红药山丹逐晓风,春荣分到豨莶丛。

朱颜颇欲辞镜去,煮叶掘根傥见功。

本诗全文采用白描手法,生动形象地描写豨莶草丛的春荣。那么,豨莶草是什么呢?

豨莶草,又名肥猪草、肥猪菜、粘苍子、粘糊菜、黄花仔、粘不扎,为菊科植物豨莶、腺梗豨莶或毛梗豨莶的干燥地上部分。夏、秋二季花开前及花期均可采割,除去杂质,晒干。豨莶草茎略呈方柱形,多分枝,长30~110 cm,直径0.3~1 cm;表面灰绿色、黄棕色或紫棕色,有纵沟及细纵纹,被灰色柔毛;节明显,略膨大;质脆,易折断,断面黄白色或带绿色,髓部宽广,类白色,中空。叶对生,叶片多皱缩、卷曲,展平后呈卵圆形,灰绿色,边缘有钝锯齿,两面皆有白色柔毛,主脉3出。有的可见黄色头状花序,总苞片匙形。气微,味微苦。

豨莶草味辛、苦,性寒,归肝、肾经。功效为祛风除湿、通经活络、清热解毒。用于风湿痹痛、筋骨无力、腰膝酸软、四肢麻痹、半身不遂、风疹湿疮。用量:9~12 g。豨莶草需置通风干燥处贮藏。炮制豨莶草需除去杂质,洗净,稍润,切段,干燥。酒豨莶草需取净豨莶草段,照酒蒸法蒸透。每100 kg豨莶草,用黄酒20 kg。

在临床中,用于风湿痹痛,豨莶草为祛除风湿常用要药,用于风湿痹痛、筋骨不利等症,常与臭梧桐同用。本品性味苦寒,又有化湿热作用,故痹痛偏于湿热的病症尤为适宜;用于中风、半身不遂、腰膝无力等症,豨莶草酒治蒸熟又能强筋骨,适用于四肢麻痹、腰膝无力、中风口眼歪斜、半身不遂等症;用于疮疡肿痛、风疹湿疹瘙痒等症,豨莶草生用还能清热解毒,可用于疮疡肿毒,以及风疹湿疮、皮肤瘙痒等症;还能降血压,可治高血压。内服外用均可。

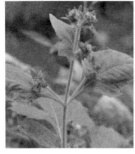
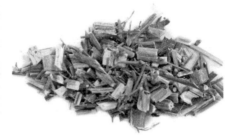

（彭丽桥）

259·

《仙茅》

宋·齐唐

仙方上品夸灵种,忽怪灵芝拆紫苞。

玉泽返婴看验术,少微山是小三茅。

　　宋代诗人齐唐通过一系列夸张的修辞手法,将仙茅描写得出神入化,更是幻想为神仙所进食服用的丹药。人们认为其就是灵芝,但拆开发现为紫色的花苞,大失所望。待人们通过它的光泽和性状,才辨认出不过是山中的仙茅草。在唐代时,仙茅是西域婆罗门进贡给圣上的,所以又称为"婆罗门参"。人们认为它的作用十分神奇,并对其加以保密,称为神药。该诗人描写的过程生动活泼,情趣盎然,为整篇诗增添了一笔色彩。

　　仙茅既然是神仙服用方药中的上品药,那么它的功效真的有那么神奇吗?它真的能够使皮肤保持光泽感吗?

　　仙茅是多年生草本,单子叶植物纲天门冬目仙茅科植物,又名仙茅参、婆罗门参。在四川常常称为地棕。有小毒。根状茎近圆柱状,粗厚,直生,直径约 1 cm,长可达 10 cm。叶线形、线状披针形或披针形,大小变化甚大,顶端长渐尖,基部渐狭呈短柄或近无柄,两面散生疏柔毛或无毛。花径很短,有被毛、花朵颜色呈黄色。浆果近纺锤状,顶端有长喙。种子表面具纵凸纹。花果期4—9 月。

　　仙茅在秋冬季节结果,采摘其果实干燥备用,是我国传统的中药材之一,最早出自《海药本草》,主要产自我国浙江、江西、福建、台湾、湖南、广东、广西、四川南部等。生长于林中、草地或荒坡上。现代栽培宜选低山坡或平地,土层深厚、疏松肥沃的砂质壤土栽培。

仙茅味辛,性热,有毒,归肾、肝、脾经。功效为补肾阳、强筋骨、祛寒湿。用于肾阳不足或命门火衰所致阳痿精冷、小便频数、遗尿、筋骨痿软、腰膝冷痹、阳虚冷泻、痈疽。仙茅能够激发人体体内阳气,因此很多人都对其多多少少有了解。但我们在使用它的同时要记住仙茅有毒,一日用量不宜超过 20 g,且需分两次服用。食用过多会引起胃肠道反应,需要在专业医生的指导下使用。

仙茅配伍苍术、枸杞子、车前子温肾壮阳,用于肾阳不足之阳痿、腰膝冷痛;配伍团参、阿胶定喘,补心肾;配伍秦归、草蛇果治妇人红崩下血,已成漏症;配伍仙灵脾、巴戟补肾助阳。仙茅捣烂敷于痈疽处,用于治疗痈疽火毒,漫肿无头,色青黑者。仙茅补肾助阳,肾主性,是可以改善性功能的,但不可长期服用。仙茅可泡酒饮用,加入白酒适量,主治阳痿遗精、女子不孕、老年遗尿等。

是药三分毒,不可只为追求补肾壮阳而忘记考虑自身的身体状况。《海药本草》记载:"主风,补暖腰脚,清安五脏,强筋骨,消食。宣而复补,主丈夫七伤,明耳目,益筋力,填骨髓,益阳。"仙茅主治肾阳虚衰所致病症,故阴虚火旺,阳亢者忌服。因其有毒,不宜长期服用或过量服用。

(彭丽桥)

《满庭芳·静夜思》

宋·辛弃疾

云母屏开，珍珠帘闭，防风吹散沉香。离情抑郁，金缕织硫黄。柏影桂枝交映，从容起，弄水银堂。连翘首，惊过半夏，凉透薄荷裳。

一钩藤上月，寻常山夜，梦宿沙场。早已轻粉黛，独活空房。欲续断弦未得，乌头白，最苦参商。当归也！茱萸熟，地老菊花黄。

词文中巧借二十四味中药名，活灵活现地刻画出了一位贵妇人的形象。将她思念远征沙场的丈夫的那一腔缠绵之意表达得淋漓尽致，生动地抒发了她怨恨战争给自己带来夫妻久别、难以团聚的心声。词文中的续断是什么呢？

续断，别名川续断、和尚头、山萝卜，为川续断科植物川续断的干燥根。秋季采挖，除去根头及须根，用微火烘至半干，堆置"发汗"至内部变绿色时再烘干。续断原形态为多年生草本，高60～90 cm。根圆锥形，主根明显，或有数条并生，外皮黄褐色。茎直立，多分枝，具棱和浅沟，生细柔毛，棱上有疏刺毛。叶对生。夏末秋初开花，头状花序近球形。瘦果椭圆楔形，长3～4 mm，通常外被萼片，有四棱，浅褐色。本品呈圆柱形，略扁，有的微弯曲，长5～15 cm，直径0.5～2 cm。表面灰褐色或黄褐色，有稍扭曲或明显扭曲的纵皱及沟纹，可见横裂的皮孔及少数须根痕。质软，久置后变硬，易折断，断面不平坦，皮部墨绿色或棕色，外缘褐色或淡褐色，木部黄褐色，导管束呈放射状排列。气微香，味苦、微甜而后涩。

续断味苦、甘、辛，性微温，归肝、肾经。功效为补肝肾、强筋骨、续折伤、止血安胎。用于腰膝酸软、风湿痹痛、崩漏、胎漏、跌扑损伤。酒续断多用于风湿痹痛、跌扑损伤。盐续断多用于腰膝酸软。

现代药理研究发现,续断有抗维生素 E 缺乏症、止血、镇痛的作用,同时对痈疡有排脓、止血、镇痛、促进组织再生的作用。

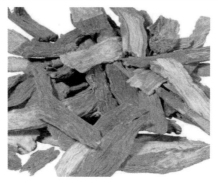

（彭丽桥）

《本草诗》

清·赵瑾叔

玄参黑润重乡邦,壮水无根火自降。

年久疬疮消磊磊,时行目疾治双双。

游风斑毒清多种,燥热狂烦去一腔。

更有熏衣香可合,氤氲几阵透纱窗。

本诗全文采用白描手法,生动形象地描写玄参的作用。那么,玄参是什么呢?

玄参,别名元参、乌元参、黑参,为玄参科植物玄参的干燥根。冬季茎叶枯萎时采挖。除去根茎、幼芽、须根及泥沙,晒或烘至半干,堆放3～6天,反复数次至干燥。本品呈类圆柱形,中间略粗或上粗下细,有的微弯曲,长6～20 cm,直径1～3 cm。表面灰黄色或灰褐色,有不规则的纵沟、横向皮孔及稀疏的横裂纹和须根痕。质坚实,不易折断,断面黑色,微有光泽。气特异似焦糖,味甘、微苦。

玄参味甘、苦、咸,性微寒,归肺、胃、肾经。功效为凉血滋阴,泻火解毒。用于热病伤阴、舌绛烦渴、温毒发斑、津伤便秘、骨蒸劳嗽、目赤、咽痛、瘰疬、白喉、痈肿疮毒。用量:9～15 g。

1. 北玄参分布于东北、华北与华东地区。根与玄参功效相同。

2. 玄参为咸寒之品,质润多液,功效为清热凉血、泻火解毒、滋阴。配伍鲜生地、丹皮、赤芍等,则清热凉血;配伍大生地、麦冬等,则滋阴增液;配伍牛蒡子、板蓝根等,则解毒利咽;配伍大生地、石决明、密蒙花、蝉蜕等,则明目退翳;配伍牡蛎、贝母、夏枯草等,则散结消瘰;配伍银花、当归、甘草,则解毒消肿。

3. 玄参滋养肾阴的功效,与地黄相近,故两药常配合同用。但玄参苦泄滑肠而通便,泻火解毒而利咽,临床应用范围较为广泛,一般不作长服的滋补之剂;地黄则专功补肾养阴,可作为久用的滋阴药品。

现代药理研究发现,北玄参的药理作用有镇静、降压、强心、扩张血管,并有某些抗惊厥的作用。

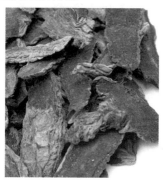

（彭丽桥）

《晚天露坐》

明·钟芳

火龙嘘焰逼窗纱,细瀹香薷当啜茶。

倚遍玉楼凉入座,晴空落日看归鸦。

　　本诗全文采用白描手法,生动形象地描写与茶相当的香薷的清香。那么,香薷是什么呢?

　　香薷,别名香茹、香草,为唇形科植物石香薷的干燥地上部分。夏、秋二季茎叶茂盛、果实成熟时采割,除去杂质,晒干。香薷长 30 ~ 50 cm,基部紫红色,上部黄绿色或淡黄色,全体密被白色茸毛。茎方柱形;直径 1 ~ 2 mm,节明显,节间长 4 ~ 7 cm;质脆,易折断。叶对生,多皱缩或脱落,叶片展平后呈长卵形或披针形,暗绿色或黄绿色,边缘有疏锯齿。穗状花序顶生及腋生,苞片宽卵形,脱落或残存;花萼宿存,钟状,淡紫红色或灰绿色,先端 5 裂,密被茸毛。小坚果 4 个,近圆球形,具网纹,网间隙下凹呈浅凹状。气清香而浓,味微辛而凉。

　　香薷味辛,性微温,归肺、脾、胃经。功效为发汗解表、和中利湿、利水消肿。用于暑湿感冒、恶寒发热、头痛无汗、腹痛吐泻、小便不利、水肿脚气。用量:3 ~ 9 g,需置阴凉干燥处贮藏。香薷的炮制需除去残根及杂质,切段。本品辛温发汗功效强,表虚有汗及暑热者忌用。

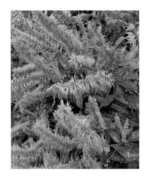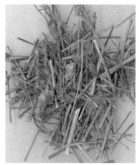

（彭丽桥）

《本草诗》

清·赵瑾叔

旋覆花开洵足珍,别名金沸草称神。

蕊繁最喜生家圃,根细空教产水滨。

咸可软坚痰不老,温能散结气俱匀。

须防损目休多嗅,自古先贤训欲遵。

本诗全文采用白描手法,生动形象地描写旋覆花的作用。那么,旋覆花是什么呢?

旋覆花,别名金沸草、六月菊、鼓子花、滴滴金、小黄花子、金钱花、驴儿菜,为菊科植物旋覆花或欧亚旋覆花的干燥头状花序。夏、秋二季花开放时采收,除去杂质,阴干或晒干。旋覆花呈扁球形或类球形,直径 1~2 cm。总苞由多数苞片组成,呈覆瓦状排列,苞片披针形或条形,灰黄色,长 4~11 mm;总苞基部有时残留花梗,苞片及花梗表面被白色茸毛,舌状花 1 列,黄色,长约 1 cm,多卷曲,常脱落,先端 3 齿裂;管状花多数,棕黄色,长约 5 mm,先端 5 齿裂;子房顶端有多数白色冠毛,长 5~6 mm。有的可见椭圆形小瘦果。体轻,易散碎。气微,味微苦。

旋覆花味苦、辛、咸,性微温,归肺、脾、胃、大肠经。功效为降气化痰、降逆止呕。用于风寒咳嗽、痰饮蓄结、胸膈痞满、喘咳痰多、呕吐噫气、心下痞硬。用法用量:3~9 g,包煎。

现代药理研究发现,旋覆花的药理作用有平喘、镇咳、抗菌、杀虫作用。

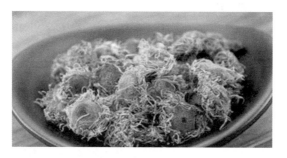

（彭丽桥）

《句 其三》

宋·陈亚

布袍袖里怀漫刺,到处迁延胡索人

延胡索,别名玄胡索、元胡,为罂粟科植物延胡索的干燥块茎。夏初茎叶枯萎时采挖,除去须根,洗净,置沸水中煮至恰无白心时,取出,晒干。延胡索呈不规则的扁球形,直径 0.5 ~ 1.5 cm。表面黄色或黄褐色,有不规则网状皱纹。顶端有略凹陷的茎痕,底部常有疙瘩状突起。质硬而脆,断面黄色,角质样,有蜡样光泽。气微,味苦。

延胡索味辛、苦,性温,归肝、脾经。功效为活血、利气、止痛。用于胸胁、脘腹疼痛,经闭痛经,产后瘀阻,跌扑肿痛。用法用量:3 ~ 9 g;研末吞服,每次 1.5 ~ 3 g。

现代药理研究发现,延胡索可用于止痛、局部麻醉方面。

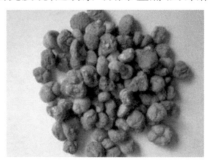

(彭丽桥)

《七绝·益母草》

作者不详

湿畦繁茂依光蔚,叶荏风敲紫萼开。

茎籽功高名益母,兹生大补女神栽。

本诗全文采用白描手法,生动形象地描写益母草的生长环境及自身的形态特点。那么,益母草是什么呢?

益母草,别名益母蒿、益母艾、红花艾、坤草、茺蔚、三角胡麻、四楞子棵,为唇形科植物益母草的新鲜或干燥地上部分。鲜品春季幼苗期至初夏花前期采割;干品夏季茎叶茂盛、花未开或初开时采割,晒干,或切段晒干。鲜益母草:幼苗期无茎,基生叶圆心形,边缘 5~9 浅裂,每裂片有 2~3 钝齿。花前期茎呈方柱形,上部多分枝,四面凹下成纵沟,长 30~60 cm,直径 0.2~0.5 cm;表面青绿色;质鲜嫩,断面中部有髓。叶交互对生,有柄;叶片青绿色,质鲜嫩,揉之有汁;下部茎生叶掌状 3 裂,上部叶羽状深裂或浅裂成 3 片,裂片全缘或具少数锯齿。气微,味微苦。干益母草:茎表面灰绿色或黄绿色;体轻,质韧,断面中部有髓。叶片灰绿色,多皱缩、破碎、易脱落。轮伞花序腋生,小花淡紫色,花萼筒状,花冠二唇形。切段者长约 2 cm。

益母草味苦、辛,性微寒,归肝、心包经、膀胱经。功效为活血调经、利尿消肿、清热解毒。用于月经不调、痛经、经闭、恶露不尽、水肿尿少、急性肾炎水肿、疮疡肿毒。用量:9~30 g;鲜品 12~40 g。

现代药理研究发现,益母草对子宫、循环系统具有一定的作用,还能兴奋呼吸中枢系统。

(彭丽桥)

《本草诗》

清·赵瑾叔

岭南益智遍山丘，子向英华库内收。

知岁久传禾可卜，赠人更见粽堪投。

涩精补肾休忘用，开胃温中可速求。

却喜火中能益土，古人进食必先周。

　　本诗全文采用白描手法，生动形象地描写古人进食药中多用益智，土中益火也。那么，益智仁是什么呢？

　　益智仁，别名益智子、摘艼子，为姜科植物益智的果实。5—6月果实呈褐色、果皮茸毛减少时采摘，除去果柄，晒干。本品干燥果实呈纺锤形或椭圆形，长 1.5 ~ 2 cm，直径 1 ~ 12 cm。外皮红棕色至灰棒色，有纵向断续状的隆起线 13 ~ 18 条。皮薄而稍韧，与种子紧贴。种子集结成团，分 3 瓣，中有薄膜相隔，每瓣有种子 6 ~ 11 粒。种子呈不规则扁圆形，略有钝棱，直径约 3 mm，厚约 1.5 mm，表面灰褐色或灰黄色；种脐位于腹面的中央，微凹陷，自种脐至背面的合点处，有 1 条沟状种脊；破开后里面为白色，粉性，臭特殊，味辛微苦。

　　益智仁味辛，性温，归脾、肾经。功效为补肾助阳、固精缩尿、温脾、摄唾。用于冷气腹痛、中寒吐泻、多唾、遗精、小便余沥、夜多小便。用法用量：内服煎汤，1 ~ 3 钱；或入丸、散。阴虚火旺或因热而患遗滑崩带者忌服。

　　现代药理研究发现，益智仁具有拮抗钙活性、强心、抗癌、控制回肠收缩等作用。此外益智果实醇提物有抑制前列腺素作用。在动物实验中,益智仁对大白鼠的胃溃疡有明显的抑制作用,还可升高小白鼠外周血液白细胞。

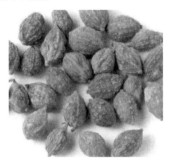

(彭丽桥)

《送湖南部曲》

宋·辛弃疾

青衫匹马万人呼,幕府当年急急符。

愧我明珠成薏苡,负君赤手缚於菟。

观书老眼明如镜,论事惊人胆满躯。

万里云霄送君去,不妨风雨破吾庐。

此作是一首送别诗,词人从湖南调任江西,一位下属来送别,故作诗一首送给他,字里行间表达作者激愤之情,展现其光明磊落的本色,同时用典故引申表述自己壮志未酬的忠愤和效忠祖国的情怀。那么,诗中的薏苡是什么呢?

薏苡仁,别名薏苡、薏米、薏仁米、沟子米,为禾本科植物薏苡的干燥成熟种仁。秋季果实成熟时采割植株,晒干,打下果实,再晒干,除去外壳、黄褐色种皮及杂质,收集种仁。本品呈宽卵形或长椭圆形,长4～8 mm,宽3～6 mm。表面乳白色,光滑,偶有残存的黄褐色种皮。一端钝圆,另端较宽而微凹,有一个淡棕色点状种脐。背面圆凸,腹面有1条较宽而深的纵沟。质坚实,断面白色,粉性。气微,味微甜。

薏苡仁味甘、淡,性凉,归脾、胃、肺经。功效为健脾渗湿,除痹止泻,清热排脓,利水、解毒散结。用于水肿、脚气、小便不利、湿痹拘挛、脾虚泄泻、肺痈、肠痈、扁平疣。用法用量:煎服10～30 g。清利湿热宜生用;健脾止泻宜炒用,用量宜大。除入汤剂、丸散剂外,也可作为粥食用,为食疗佳品。

现代药理研究发现,用石油醚浸出的薏苡仁油对蛙的横纹肌及运动神经末梢,低浓度呈兴奋作用,高浓度呈麻痹作用。同时薏苡素对横纹肌有抑制作用。它能抑制蛙神经肌肉标本的电刺激所引起的收缩反应及大鼠膈肌的氧摄取和无氧糖酵解,并能抑制肌动球蛋白—三磷酸腺苷系统的反应,还有比较弱的中枢抑制作用,表现为对大鼠及小鼠均有镇静作用,并能与咖啡因相拮抗。有报告称薏苡仁对癌细胞有阻止成长及伤害的作用。

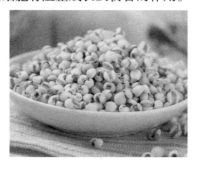

（彭丽桥）

《藿香》

清·赵瑾叔

藿香入药叶多功,洁古东垣用颇同。

佳种自生边海外,奇香半出佛经中。

安胎不使酸频吐,正气须知暑可攻。

嗽漱口中能洗净,免教污秽气犹冲。

　　本诗全文采用白描手法,生动形象地描写藿香的特征。那么,藿香是什么呢?

　　藿香,为唇形科多年生草本植物广藿香的地上部分。主产于广东。夏秋季枝叶茂盛时采割。趁鲜切段用,或阴干生用。

　　藿香性味辛,微温,归脾、胃、肺经。功效为化湿、解暑、止呕。临床应用于湿滞中焦证,藿香为芳化湿浊要药。若湿浊内阻,中气不运所致脘腹痞闷,少食作呕,神疲体倦等症,每与苍术、厚朴等同用,如不换金正气散;用于暑湿证及湿温证初起,既能化湿,又可解表。治暑用外感风寒,内伤生冷而致恶寒发热,头痛脘闷,呕恶吐泻者,配紫苏、厚朴、半夏等,如藿香正气散,若湿温病初起,湿热并重者,多与黄芩、滑石、茵陈等同用,如甘露消毒丹;用于呕吐,既能化湿,又能和中止呕。治湿浊中阻所致之呕吐,本品最为捷要。常与半夏配伍;偏于寒湿者,可配丁香、白豆蔻等;偏于湿热者,配伍黄连,竹茹等;妊娠呕吐,配砂仁,苏梗等;脾胃虚弱者,配伍党参、白术等。用法用量:煎服,5~10 g。鲜品加倍,后下。

　　关于藿香,还有一个传说。很久以前,深山里住着一户人家,哥哥与妹妹霍香相依为命。后来,哥哥娶亲后就从军在外,家里只有姑嫂二人。平日里,姑嫂相互体贴,每天一起下地,一块儿操持家务,日子过得和和美美。一年夏天,天气连日闷热潮湿,嫂子因劳累中暑,突然病倒。只见她发热恶寒、头痛恶心、倦怠乏力,十分难受。霍香急忙把嫂子扶到床上说:"您恐怕是中了暑,治这种病不难,咱家的后山上就有能治这种病的香味药草。我赶快上山去把它采来,早日治愈你的病。"嫂子觉得小姑年轻,出门不便,劝她别去。霍香却全然不顾,执意进了深山。霍香一去就是一天,直到天大黑时才跌跌撞撞回到家里。只见她手里提着一小筐药草,两眼发直,精神萎靡,一进门便扑倒在地,瘫软一团。嫂子连忙下床将她扶坐在床上,询问缘由,才知她在采药时,不慎被毒蛇咬伤了右脚,中了蛇毒。嫂子听后顿时神情紧张,赶紧脱下霍香右脚的鞋袜。只见在霍香的脚面上有两排蛇咬的牙印,右脚又红又肿,连小腿也肿胀变粗了。嫂子一面惊叫,一面抱起霍香的右脚,准备用嘴从伤口处吮吸毒汁。但霍香因怕嫂子中毒,死活不肯。等乡亲们听见嫂子的呼救将郎中找来,却为时已晚。嫂子用小姑采来的药草治好了病,并在乡亲们的帮助下埋葬了霍香。为牢记小姑之情,嫂子便把这种有香味的药草亲切地称为"霍香",并让大家把它种植在房前屋后、地边路旁,以便随时采用。从此"霍香"草的名声越传越广,治好了不少中暑的病人。因为是药草的缘故,久之,人们便在霍字头上加了一个"草"头,将霍香写成了"藿香"。

现代药理研究发现,藿香有抗真菌、抗螺旋体作用,同时对胆囊也有影响。

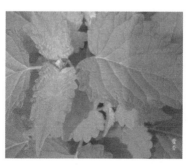

(彭丽桥)

《客中作》

唐·李白

兰陵美酒郁金香,玉碗盛来琥珀光。

但使主人能醉客,不知何处是他乡。

本诗作者借着美酒表现出时代的美好、社会的繁荣,以及民风的淳朴。那么,诗中的郁金香是什么呢?

郁金香,别名郁香、红蓝花、紫述香,为百合科植物郁金香的花。原形态为多年生草本。鳞茎卵圆形,长约 2 cm,外被淡黄色纤维状皮膜。叶基出;3~4 片,带状披针形至卵状披针形,长 10~21 cm,宽 1~6.5 cm。花葶长 35~55 cm;花单生,直立,长 5~7.5 cm;花瓣 6 片,倒卵形,鲜黄色或紫红色,具黄色条纹和斑点;雄蕊 6,离生,花药长 0.7~1.3 cm,基部着生,花丝基部宽阔;雌蕊长 1.7~2.5 cm,花柱 3 裂至基部,反卷。蒴果,3 室,室背开裂。种子多数,扁平。花期 4 月下旬。

郁金香味苦、辛,性平,归脾、肾经。功效为化湿辟秽。主治脾胃湿浊、胸脘满闷、呕逆腹痛、口臭苔腻。用法用量:内服煎汤,3~5 g;外用适量,泡水漱口。

在现代药理研究中曾有报道,益智仁的花和叶中含一种有毒生物碱,其生理作用类似西发丁碱郁金香甙 ABC 对枯草杆菌有抑制作用。郁金香汁通过阳离子及阴离子交换树脂后,对金黄色葡萄球菌仍有抗菌作用。茎和叶的酒精提取液,对蕈状芽孢杆菌有抗菌作用,其活性成分中含有多种氨基酸。

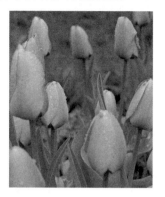

（柯玲玲）

《句》

唐·佚名

芫花半落，

松风晚清。

本诗用白描的手法描写了一副清冷的画面。那么，诗中的芫花是什么呢？

芫花，别名南芫花、芫花条、药鱼草、莞花、头痛花、闷头花、老鼠花、癞头花、金腰带、浮胀草。为瑞香科植物芫花的干燥花蕾，其根白皮（二层皮）也供药用。春季花未开放时采收，除去杂质，干燥。本品常3～7朵簇生于短花轴上，基部有苞片1～2片，多脱落为单朵。单朵呈棒槌状，多弯曲，长1～1.7 cm，直径约1.5 mm；花被筒表面淡紫色或灰绿色，密被短柔毛，先端4裂，裂片淡紫色或黄棕色。质软。气微，味甘、微辛。

芫花味苦、辛，性温，有毒。芫花根皮味辛、苦，性平；有毒，归肺、脾、肾经和大肠经。芫花具有泻水逐饮、解毒杀虫、祛痰止咳的功效。用于水肿胀满、胸腹积水、痰饮积聚、气逆喘咳、二便不利；外治疥癣秃疮、冻疮。芫花根皮具有消肿解毒、活血止痛的功效。用于急性乳腺炎、痈疖肿毒、淋巴结结核、腹水、风湿痛、牙痛、跌打损伤。用量：1.5～3 g。醋芫花研末吞服，一次0.6～0.9 g，每日1次。外用适量。注意孕妇禁用；不宜与甘草同用。

在临床应用中,芫花有治疗传染性肝炎、精神病的作用。体弱者偶有虚脱现象,凡发热、体弱、消化道疾患、孕妇均忌服。

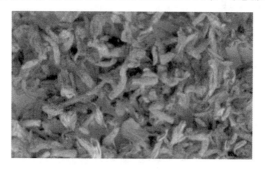

（柯玲玲）

《游南亭》

南北朝·谢灵运

时竟夕澄霁,云归日西驰。

密林含余清,远峰隐半规。

久痗昏垫苦,旅馆眺郊歧。

泽兰渐被径,芙蓉始发迟。

未厌青春好,已睹朱明移。

戚戚感物叹,星星白发垂。

乐饵情所止,衰疾忽在斯。

逝将候秋水,息景堰旧崖。

我志谁与亮?赏心惟良知。

　　本诗全文采用白描手法,生动形象地描写了游南亭时的所见所感所想。诗文所描写的小径渐渐铺满了泽兰。那么,泽兰是什么呢?

　　泽兰,又名地瓜儿苗、地笋、甘露子、方梗泽兰,为唇形科植物毛叶地瓜儿苗的干燥地上部分。夏、秋季茎叶茂盛时采割,晒干。泽兰茎呈方柱形,少分枝,四面均有浅纵沟,长 50 ~ 100 cm,直径 0.2 ~ 0.6 cm。表面黄绿色或带绿色,节处紫色明显,有白色茸毛;质脆,断面黄白色,髓部中空。叶对生,有短柄;叶片多皱缩,展平后呈披针形或长圆形,长 5 ~ 10 cm;上表面黑绿色,下表面灰绿色,密具腺点,两面均有短毛;先端尖,边缘有锯齿。花簇生叶腋呈轮状,花冠多脱落,苞片及花萼宿存,黄褐色。无臭,味淡。

　　泽兰味苦、辛,性微温,归肝、脾经。功效为活血化瘀、行水消肿、祛痰消痛。用于月经不调、经闭、痛经、产后瘀血腹痛、水肿,孕妇慎用。用量:6～12 g。需置通风干燥处贮藏。

　　泽兰全草含挥发油、葡萄糖甙、鞣质和树脂,还含黄酮甙、酚类、氨基酸、有机酸、皂甙、葡萄糖、半乳糖、泽兰糖、蔗糖、棉子糖、水苏糖、果糖。果实含葡萄糖、半乳糖、泽兰糖、蔗糖、棉子糖、水苏糖。

　　现代药理研究发现,泽兰全草制剂有强心作用。

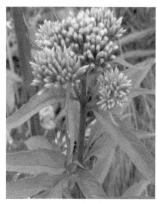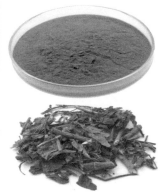

（柯玲玲）

《月季》

宋·苏轼

花落花开无间断,春来春去不相关。

牡丹最贵惟春晚,芍药虽繁只夏初。

唯有此花开不厌,一年长占四时春。

本诗用白描的手法描写月季花不停地凋零和开放,从不间断,无论春去秋来,都跟它毫不相关。最富贵的牡丹只在晚春时节开放,芍药花虽然繁盛,也只在夏初开放。只有月季花仿佛开不厌似的,一年四季都盛开着。那么,月季花是什么呢?

月季花,别名月月红。为蔷薇科植物月季的干燥花,其根、叶也入药。全年均可采收,花微开时采摘,阴干或低温干燥。春季挖根,洗净晒干。叶多鲜用。本品呈类球形,直径 1.5~2.5 cm。花托长圆形,萼片 5,暗绿色,先端尾尖;花瓣呈覆瓦状排列,有的散落,长圆形,紫红色或淡紫红色;雄蕊多数,黄色。体轻,质脆。气清香,味淡、微苦。

月季花味甘,性温,归肝经。功效为活血调经、散毒消肿。月季的花用于月经不调、痛经、痈疖肿毒、淋巴结结核(未溃破)。月季的叶:用于淋巴结结核、跌打损伤。根:用于跌打损伤、白带、遗精。用法用量:花 1~2 g;根 3~5 g;鲜花或叶外用适量,捣烂敷患处。

现代药理研究发现,月季花具有较强的抗真菌作用。在 3% 浓度时即对 17 种真菌有抗菌作用。已分离出其抗菌的有效成分是没食子酸。

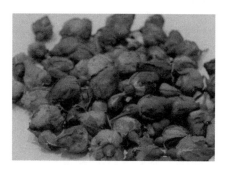

（柯玲玲）

《逍遥咏》

宋·宋太宗

泽泻池塘灌药畦,太清云黯步红霓。松花炼鼎龙山侧,甲第群仙凤鹤栖。

分别要从华等级,微言道泰物须齐。自吟自咏求师侣,入品诗流旋作题。

本诗全文采用白描手法,生动形象地描写了诗人渴求的景色,抒发了诗人渴望逍遥人生的情感。那么,诗首提的泽泻是什么呢?

泽泻,又名水泽、如意花、车苦菜、天鹅蛋、天秃、一枝花,为泽泻科植物泽泻的干燥块茎。冬季茎叶开始枯萎时采挖,洗净,干燥,除去须根及粗皮。本品呈类球形、椭圆形或卵圆形,长 2 ~ 7 cm,直径 2 ~ 6 cm。表面黄白色或淡黄棕色,有不规则的横向环状浅沟纹及多数细小突起的须根痕,底部有的有瘤状芽痕。质坚实,断面黄白色,粉性,有多数细孔。气微,味微苦。

泽泻味甘、淡,性寒,归肾、膀胱经。功效为利水渗湿、泄热、化浊降脂。用于小便不利、水肿胀满、泄泻尿少、痰饮眩晕、热淋涩痛、高血脂。用量:6 ~ 9 g。置干燥处贮藏,防蛀。泽泻的炮制需除去杂质,稍浸,润透,切厚片,干燥。炮制盐泽泻需取泽泻片,照盐水炙法炒干(每 100 斤加盐 2 斤半,用开水化开)。

现代药理研究发现,泽泻具有利尿作用,并且对脂质代谢有一定的影响。

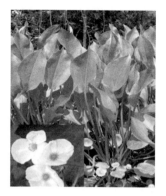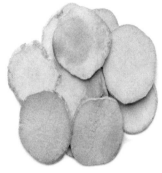

（柯玲玲）

《曲水寺枳实》

唐·刘商

枳实绕僧房,攀枝置药囊。

洞庭山上橘,霜落也应黄。

本诗全文采用白描手法,生动形象地描写僧房外绕着枳实,洞庭山上的橘子应着霜落也黄了的情景。那么,枳实是什么呢?

枳实,为芸香科植物酸橙及其栽培变种或甜橙的干燥幼果。5—6月收集自落的果实,除去杂质,自中部横切为两半,晒干或低温干燥,较小者直接晒干或低温干燥。本品呈半球形,少数为球形,直径0.5~2.5 cm。外果皮黑绿色或暗棕绿色,具颗粒状突起和皱纹,有明显的花柱残迹或果梗痕。切面中果皮略隆起,黄白色或黄褐色,厚0.3~1.2 cm,边缘有1~2列油室,瓤囊棕褐色。质坚硬。气清香,味苦、微酸。

枳实味苦、辛、酸,性温,归脾、胃、大肠经。功效为破气消积、化痰散痞。主治积滞内停、痞满胀痛、泻痢后重、大便不通、痰滞气阻胸痹、结胸、胃下垂、脱肛、子宫脱垂。用量:3~9 g。但注意孕妇慎用。枳实需置阴凉干燥处贮藏,防蛀。炮制枳实需除去杂质,洗净,润透,切薄片,干燥。本品为不规则弧状条形或圆形薄片,条片长达2.5 cm,宽达1.2 cm,圆片直径0.3~1.5 cm。切面外果皮黑绿色至暗棕色,中果皮部分黄白色至黄棕色,近外缘有1~2列点状油室,条片内侧或圆片中央具棕褐色瓤囊。麸炒枳实的炮制需取枳实片,照麸炒法炒至色变深。本品为不规则弧状条形或圆形薄片,色较深,有的有焦斑。

现代药理研究发现,从枳实果皮中分离出的橙皮苷,能抑制卵巢周围透明质酸酶的活性,这可能与其避孕作用有关(阻止受精)。另外枳实中的某些成分对肠管、心、血管也有作用。

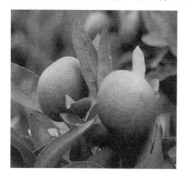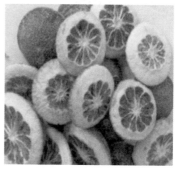

（柯玲玲）

《无题》

唐·李商隐

近知名阿侯,住处小江流。

腰细不胜舞,眉长惟是愁。

黄金堪作屋,何不作重楼。

　　本诗全文采用白描手法,生动形象地描写了知音阿侯的美丽,表达了自己对红颜知己的盼望,盼望她社会地位能够再高升一步就可以帮助自己走出人生的低谷。那么诗中的重楼,作为中药又是什么呢?

　　重楼,又名七叶一枝花、金线重楼、灯台七、铁灯台、蚤休、草河车、白河车、枝花头、海螺七、螺丝七,为百合科重楼属植物华重楼、云南重楼或七叶一枝花的干燥根茎。秋季采挖,除去须根,洗净,晒干。重楼呈结节状扁圆柱形,略弯曲,长 5～12 cm,直径 1.0～4.5 cm。表面黄棕色或灰棕色,外皮脱落处呈白色;密具层状凸起的粗环纹,一面结节明显,结节上具椭圆形凹陷茎痕,另一面有疏生的须根或疣状须根痕。顶端具鳞叶及茎的残基。质坚实,断面平坦,白色至浅棕色,粉性或角质。无臭,味微苦、麻。

　　重楼味苦,性微寒,有小毒,归肝经。功效为清热解毒、消肿止痛、凉肝定惊。用于疔疮痈肿、咽喉肿痛、毒蛇咬伤、跌扑伤痛、惊风抽搐。用法用量:3～9 g。外用适量,研末调敷。重楼需置阴凉干燥处贮藏,防蛀。

　　重楼与金银花、连翘等配伍应用,治热毒疮疡;与鬼针草等同用,治毒蛇咬伤。用于癌肿,常与石见穿、半枝莲、夏枯草等药配伍应用。此外,重楼还可用于小儿高热惊厥。但重楼有小毒,用量不宜过大。体虚、无实热、火毒者及孕妇和呈阴性疮疡者忌用。

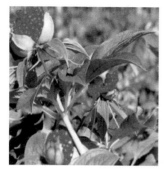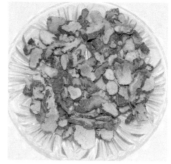

（柯玲玲）

142 猪苓

《咏益智诗》

南北朝·刘孝胜

挺工铜岭上,擢颖石门端。

连丛去本叶,杂和委雕盘。

宁推不迷草,讵减聪明丸。

傥逢公子宴,方厌永夜欢。

　　猪苓是一种野生中药材,属菌科植物的干燥菌核。寄生于稀有树种,如柞树、槭树及山毛榉科植物的根部。由于所处环境在海拔 2 000 m 以上,采挖时间一般在每年的夏、秋两季。这一季节,正是暴雨、冰雹等灾害性天气频繁发生的时期,并且还是虫兽出没的旺季。再加上其在地面无任何附属物,因此给采挖带来一定的难度。采挖者必须凭借经验、耐力和勇气,除此之外别无他法。

　　猪苓味甘、淡,性平,归脾、肾、膀胱经。功效主要为利水渗湿。主要用于水肿、小便不利、泄泻、淋浊、带下等症。本品甘淡渗泄,利水渗湿作用较强,用于水湿停滞的各种水肿,单味应用即可取效。

　　猪苓常与茯苓、车前子相鉴别使用,与前者配伍均能利水渗湿,用于治疗水肿、小便不利等水湿内停证。然猪苓利水作用较强,无补益之功。而茯苓性平和,能补能利,既善渗泄水湿,又能健脾宁心。与后者配伍也均利水,车前子利水而不伤阴,兼能清热。而猪苓专主利水。

　　关于猪苓,个人更是别有一番经历,那年我还是一个中学生,擅长挖药的舅舅来到我家。经不住我的软磨硬泡,母亲便准许我和舅舅一起上山挖猪苓。我们从次日出发,历经三日跋山涉水后才如愿以偿地赶到了目的地。那里地势开阔，林木茂密，土壤肥沃，无疑是猪苓生长的极好环境。舅舅告诉我："挖，得一字儿排开，一镢头一镢头地挖，每个状如猪苓的块状物都不要轻易放过，那可能就是猪苓引子。"当时很费解，啥叫猪苓引子？后来经过很长一段时间才得知，原来是指引找到猪苓的极其相似的植物。经过几天的努力，无果，本想就此放弃，却不料在下山途中挖到了。

虽已时隔多年，但挖猪苓的经历却深深地珍藏于我的记忆深处。舅舅当时告知我的许多哲理："挖猪苓和干任何事是一样的，都得起早""十次上山九次空，只有一次能成功""一伸手就能得到的东西不值钱"时常回荡在我的耳边，让我觉得不论人生路上遇到多少艰难险阻，只要能勇敢地克服，就一定会获取成功。

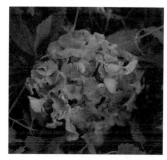 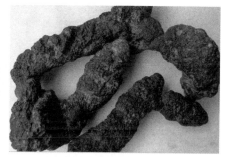

（柯玲玲）

《竹叶酒》

宋·苏轼

楚人汲汉水,酿酒古宜城。

春风吹酒熟,犹似汉江清。

耆旧何人在,丘坟应已平。

惟余竹叶在,留此千古情。

竹叶又叫作长竹叶、金竹叶、竹叶门冬青、竹叶麦冬,为禾本科植物淡竹的叶。竹叶是一种植物,在生活中比较常见,具有观赏绿化的价值。但是人们却不知道竹叶也是一种药材,具有很高的药用价值。

1. 清火止渴:竹叶性甘寒,入心经能够清心火以除烦,入胃经能泄胃火以止渴。用于治疗热病伤津、心烦口渴等症状。用竹叶煎水服用可以起到清火除烦的作用。

2. 性寒能够清心降火,甘淡能渗湿利尿:可以用于治疗心火上炎之口舌生疮,或心火下移小肠之小便短赤涩痛,具有很好的效果。

3. 抗炎、抗肿瘤、抗氧化等。

竹叶主要功效为泻火,表现一是清心火,二是除小肠热。治疗热病后期,余热未清,气阴已伤,咽干口渴,虚烦不眠,少气欲呕,舌红少苔,脉虚数者,或中暑口渴不止者,余常用《伤寒论》竹叶石膏汤,投之效灵。方用:竹叶15 g,生石膏50 g,制半夏、人参、麦冬、粳米各15 g,炙甘草10 g。水煎服,每日1剂,2次分服。本方"以大寒之剂易为清补之方,此仲景白虎汤便方也"(《医宗金鉴》)。方中竹叶、石膏清阳明余热,人参、麦冬、甘草、粳米益肺安胃、补虚生津,半夏和胃降逆。诸药合用,清热而兼和胃,补虚而不恋邪,清补并行,实为两全之法。

竹叶治疗热淋尿血,余常用《名医特色经验精华》中时逸人所创的导赤清心汤,收效亦良。方用:鲜生地、沙参各30 g,麦冬、玄参、丹皮、竹叶、莲子心、茯苓各15 g,益元散5 g,灯芯草、通草各10 g。水煎服,每日1剂,2次分服。下焦热毒炽盛,伤及阴血,故尿血。方中用生地、麦冬、玄参滋阴润燥,丹皮清血中郁热,茯苓、益元散(滑石、甘草、辰砂)渗湿利尿,竹叶、莲子心、灯芯草、通草清心火,导赤浊。诸药合用,滋阴清热、泻火通淋,可使血尿迅速消失。

竹叶不仅可入药,也可以直接煎水服用,可以缓解身体的不适。竹叶的好处有很多,但对无实火、湿热者需慎服。孕妇及肾亏尿频者需忌服。另外,脾胃虚寒及便溏者也要禁用。

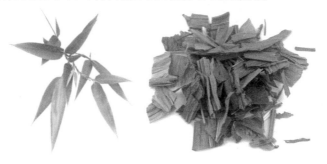

（柯玲玲）

《常父寄半夏》

宋·孔平仲

齐州多半夏，采自鹊山阳。累累圆且白，千里远寄将。

新妇初解包，诸子喜若狂。皆云已法制，无滑可以尝。

大儿强占据，端坐斥四旁。次女出其腋，一攫已半亡。

须臾被辛螫，弃余不复藏。竞以手扣舌，啼噪满中堂。

父至笑且惊，亟使啖以姜。中宵方稍定，久此灯烛光。

大钧播万物，不择稂与良。虎掌出深谷，鸢头蔽高冈。

春草善杀鱼，野葛挽人肠。各以类自播，敢问孰主张。

水玉名虽佳，神农录之方。其外则皎洁，其中慕坚刚。

奈何蕴毒性，入口有所伤。老兄好服食，似此亦可防。

急难我辈事，感惕成此章。

本诗全文采用白描手法，生动形象地描写了友人寄来半夏后，儿女们年幼无知，急于尝试，争而食之，引起轻度中毒，食姜后方解毒的故事。诗人以诙谐的方式告诉人们，生半夏有毒，非炮制而不可食用的医学常识。那么，半夏是什么呢？

半夏，五月苗始生，居夏之半，故为名也。诗文说宋代齐州（今山东历城）盛产半夏，鹊山现位于山东省济南市北郊，黄河北岸的一座小山，属于齐烟九点之一。相传扁鹊曾经在山下炼丹，故名鹊山。元代著名画家赵孟頫的《鹊华秋色图》就是描绘的鹊山和华不注山一带的风景。半夏为天南星科，多年生草本植物，地下有白色小块茎，叶基生，叶片掌状三出，在叶柄或小叶分枝处着生珠芽，可作繁殖材料，由块茎生出的植株可抽出花茎，肉穗花序，外具有佛焰苞，初夏开黄绿色花，浆果，嫩时绿色，熟时红色。半夏是耐阴而不是喜阴植物，在适度遮光条件下，能生长繁茂，故"山阳"产的更好。

半夏为天南星科植物半夏的干燥块茎。夏、秋二季采挖，洗净，除去外皮和须根。味辛，性温，有毒，归脾、胃、肺经。功能是燥湿化痰、降逆止呕、消痞散结。主治痰多咳喘、痰饮眩悸、风痰眩晕、痰厥头痛、呕吐反胃、胸脘痞闷、梅核气、咳喘等症。生半夏毒性强，炮制后毒性会减弱，所以药用又分为以下几种：

1. 生半夏：取原药材，除去杂质，洗净，干燥，用时捣碎。有毒，多外用，以消肿止痛为主。

2. 清半夏：取8%白矾溶液浸泡至内无干心，口尝有微麻感，每100 kg半夏用白矾20 kg。以燥湿化痰为主。

3. 姜半夏：清水浸泡，用姜汤加白矾共煮至透心，每100 kg半夏用生姜25 kg、白矾12.5 kg。温中化痰，以降逆止呕为主。

4. 法半夏：清水浸泡至内无干心，用甘草、石灰液浸泡，保持pH 12以上，至口尝微有麻舌感，每100 kg半夏用甘草15 kg、生石灰10 kg。以治寒痰、湿痰为主，同时具有调脾和胃的作用。

5. 竹沥半夏：半夏或法半夏，竹沥拌透阴干。温燥大减，适于胃热呕吐、肺热痰黄稠黏、痰热内闭中风失语。

半夏使用不当可引起中毒，表现为口舌咽喉痒痛麻木，声音嘶哑，言语不清，流涎，味觉消失，恶心呕吐，胸闷，腹痛腹泻，严重者可出现喉头痉挛、呼吸困难、四肢麻痹、血压下降、肝肾功能损害等，最后可因呼吸中枢麻痹而死亡。尤其不宜与乌头类药材同用。中医认为生姜可解其毒性，故多与生姜同用。

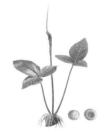 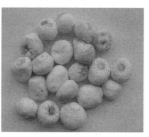

（孙景环）

《答开州韦使君寄车前子》

唐·张籍

开州五月车前子,作药人皆道有神。

惭愧使君怜病眼,三千馀里寄闲人。

话说唐代大诗人张籍患眼病,他的友人特地从三千里之外的开州(今属重庆)给他寄来当地五月采集的车前子,张籍请教中药师傅,个个都说这种车前子治疗眼病最有神效。张籍深受感动,便作诗致谢。那么,什么是车前子呢?

车前子是车前草的种子。车前草在我的老家叫车轮菜,院前屋后,古道阡陌,田埂沟渠,春天里,到处都是它的踪影。这种草趴到地上长,根茎短缩肥厚,密生须状根。它的叶子全部根生,叶片平滑呈卵形,边缘呈不规则波状浅齿。车前草是周年开花,春夏秋三季株身中央抽生穗状花序,花不是很大,白色,花冠四裂。秋天会结籽,种子便叫车前子。后来读书,知道这车轮菜学名叫车前草,而且是有很诗意的草。《诗经·周南·芣苢》篇写道:

采采芣苢,薄言采之。采采芣苢,薄言有之。

采采芣苢,薄言掇之。采采芣苢,薄言捋之。

采采芣苢,薄言袺之。采采芣苢,薄言襭之。

这个"芣苢",就是我们现在的车前草。车前草也是一种中药,车前草味甘寒,无毒,清热利尿,祛痰止咳,清肝明目。《本草纲目》记载:"久服轻身耐老。"车前子,味甘,性微寒,归肝、肾、肺、小肠经。功效为清热利尿、渗湿通淋、清肝明目、清肺化痰。用法用量:10～30 g,宜包煎。用于水肿胀满、热淋涩痛、暑湿泄泻、目赤肿痛、痰热咳嗽。

农历五月是车前子开始采收的季节,把刚采的药物,马上寄予千里之外的朋友疗疾。身在巴山,才明白有种友谊也叫车前子。

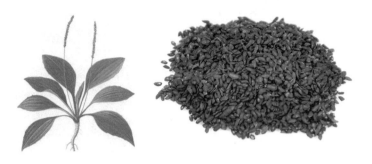

（孙景环）

《采地黄者》

唐·白居易

麦死春不雨,禾损秋早霜。

岁晏无口食,田中采地黄。

采之将何用,持以易糇粮。

凌晨荷锄去,薄暮不盈筐。

携来朱门家,卖与白面郎。

与君啖肥马,可使照地光。

愿易马残粟,救此苦饥肠。

　　这首诗的意思是说,今年春天不下雨旱死了麦子,去年冬天霜来得太早,损伤了麦苗的分蘖。年底了家里没有吃的,只好到野地里去采挖一种药材地黄。挖它有什么用处?想拿它去换点口粮。天刚亮就扛着锄头到山野里,可是采来采去挖到天黑筐子也没有装满。拿到富贵人家,卖给那些白白胖胖的子弟。讨好人家说:"买下这地黄吧!拿来喂你们的肥马,可以使它的毛色光泽发亮,都能映照到地面上。我别无他求,只想换一点马吃剩下的饲料粮,以解救全家苦于饥饿的肚肠。"全诗叙事,曲折动人,情景交融,感人肺腑。

　　读了本诗大家可能有个疑问:马吃了地黄,怎么就会毛色光亮到能照地呢?

　　地黄是玄参科多年生草本植物,因其地下块根为黄白色而得名地黄,又名地髓,原生地,干生地。《本草衍义》云地黄:"叶如甘露子,花如脂麻花,但有细斑点,北人谓之牛奶子。花、茎有微细短白毛。"地黄长得不高,贴着地面长出一丛叶子,披针形叶,边缘有不整齐钝齿，叶面皱缩，下面略带紫色。叶子中间发出一条直立茎，20～30 cm。地黄的地上部分长得很有特点，它的全身长满白色长柔毛和腺毛，看起来很柔润。地黄的花是藕荷色的小喇叭花，把花揪下来，放在嘴里吸一吸，便有一股甜丝丝的酒味儿喷出来，因其像盛着美酒的小酒壶，所以地黄在民间也叫酒壶花。

地黄的精髓都在地下根茎上。每当秋天，当地黄叶枯黄时，就可以采挖了。地黄的根茎发达，根部为传统中药之一。主产于我国河南、河北、内蒙古及东北，但以河南怀庆所产地黄最为地道，有"怀地黄"之名。秋季采挖后，鲜用或干燥切片生用。依照炮制方法在药材上分为鲜地黄、干地黄与熟地黄，同时其药性和功效也有较大的差异。生地黄是地黄的新鲜或干燥的块根，有清热凉血、养阴、生津之功效。用于热伤津液，口渴咽干，或大便干结；消渴病（糖尿病），口干多饮；血热妄行，吐血、衄血、便血、崩漏；温热病，口舌干，舌绛红。在中药处方里，配伍阿胶，清热降火；配伍黄柏，养阴清热；配伍当归，滋阴养血；配伍牛膝，滋阴补肾；配伍乌梅，清热养阴。每日可用9～15 g，但便溏、舌苔腻者不宜用。

熟地黄为生地黄经加黄酒拌蒸至内外色黑、油润，或直接蒸至黑润而成，切厚片用。熟地黄的炮制和使用，历代医家都讲究"勿犯铜铁器，令人肾消"。现代科学认为，铜铁的化学性质较为活泼，容易与地黄发生化学反应，导致药性的变化。从中医的角度看，铜铁之气皆寒凉重降，以之煎制地黄，会加重地黄滞腻之性。故古人用地黄，蒸制多用竹器，使用多以酒服，是为祛除地黄的寒凉之弊。

熟地黄有滋阴补血、益精填髓之效。用于肝肾阴虚、腰膝酸软、骨蒸潮热、盗汗遗精、内热消渴、血虚萎黄、心悸怔忡、月经不调、崩漏下血、眩晕、耳鸣、须发早白。凡血虚心脾两虚、面色萎黄、眩晕、心悸、失眠者，宜与当归相须为用；凡肝肾阴虚、头目昏眩、耳聋耳鸣、腰膝酸软、盗汗、遗精者，可与山茱萸、山药、牡丹皮等配伍；若在此基础上，加知母、黄柏，可治阴虚火旺、骨蒸潮热、盗汗梦遗等。每日可用15～30 g。但熟地黄性质黏腻，有碍消化，凡脾胃虚弱、气滞痰多、脘腹胀满及食少便溏者忌服。

因地黄具有如此之功效,所以马儿吃了它都会毛色光亮而能照地。

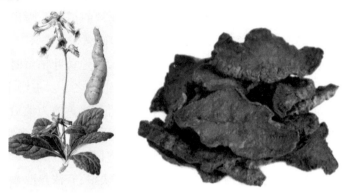

（孙景环）

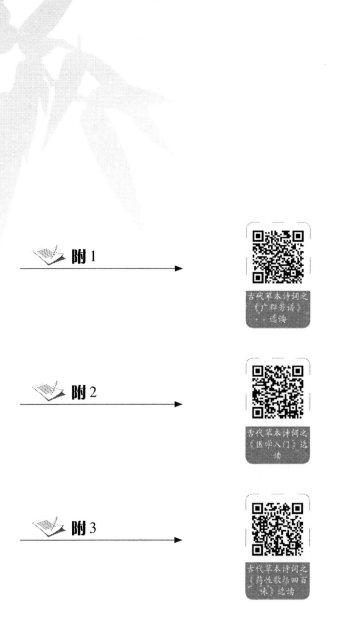

附 1

古代草本诗词之《广群芳谱》选读

附 2

古代草本诗词之《医学入门》选读

附 3

古代草本诗词之《药性歌括四百味》选读

参考文献

［1］王家葵.本草文献十八讲［M］.北京:中华书局,2020.

［2］李时珍.图解本草纲目［M］.石家庄:河北科学技术出版社, 2013.

［3］凉月满天.古诗词里的草木香［M］.沈阳:万卷出版公司,2020.

［4］楚林.遇见最美的本草:一位临床医生的中药札记［M］.北京: 中国中医药出版社,2016.

［5］刘纪青.诗香本草:读诗歌识中药［M］.北京:中国中医药出版 社,2019.

［6］许琳,王恒苍,吴娟娟,等.鉴古诗品药茶［M］.上海:上海科学 技术出版社,2019.

［7］王家葵.本草笺谱［M］.太原:三晋出版社,2020.

［8］邵国杰.神奇本草［M］.北京:中国中医药出版社,2019.

［9］濮存海,关志宇,周亚杰.药食两用本草［M］.北京:科学出版 社,2017.

［10］周祯祥,唐德才.中药学［M］.北京:中国中医药出版社,2020.

［11］汪灏等.广群芳谱［M］.石家庄:河北人民出版社,1989.

［12］李梴.医学入门［M］.金嫣莉,注.北京:人民卫生出版社, 1999.

［13］龚廷贤.药性歌括四百味［M］.闫桂银,校注.上海:上海浦江 教育出版社有限公司,2006.